U0189350

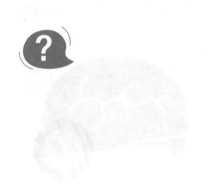

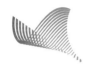

科普中国·肿瘤防控科普丛书

CHINA SCIENCE COMMUNICATION

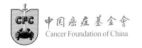

中国癌症基金會
Cancer Foundation of China

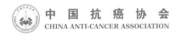

中国抗癌协会
CHINA ANTI-CANCER ASSOCIATION

丛书主编　支修益　田艳涛　樊挚敏　秦德继

全面说　神经系统肿瘤

江涛　主编

中国科学技术出版社
·北　京·

图书在版编目（CIP）数据

全面说神经系统肿瘤 / 江涛主编 . — 北京 : 中国
科学技术出版社，2024.4

（科普中国·肿瘤防控科普丛书 / 支修益等主编）

ISBN 978-7-5236-0559-2

Ⅰ . ①全… Ⅱ . ①江… Ⅲ . ①神经组织肿瘤—诊疗
Ⅳ . ① R739.4

中国国家版本馆 CIP 数据核字（2024）第 051514 号

策划编辑	符晓静　宗俊林　王晓平
责任编辑	王晓平
封面设计	沈　琳
正文设计	锋尚设计
责任校对	张晓莉
责任印制	李晓霖

出　　版	中国科学技术出版社
发　　行	中国科学技术出版社有限公司发行部
地　　址	北京市海淀区中关村南大街 16 号
邮　　编	100081
发行电话	010-62173865
传　　真	010-62173081
网　　址	http://www.cspbooks.com.cn

开　　本	889mm×1194mm　1/32
字　　数	92 千字
印　　张	5.125
版　　次	2024 年 4 月第 1 版
印　　次	2024 年 4 月第 1 次印刷
印　　刷	北京博海升彩色印刷有限公司
书　　号	ISBN 978-7-5236-0559-2 / R·3204
定　　价	48.00 元

科普中国·肿瘤防控科普丛书编委会

本书编委会

主　编　江　涛

副主编　邱晓光　张　伟

编　者　（以姓氏笔画为序）

王　洋　　王　翔　　王　裕　　王永志

王洪军　　王慧博　　付伟伦　　白红民

刘成荫　　花　玮　　李守巍　　李冠璋

杨瑞鑫　　何蕲恒　　张　伟　　张　弩

张钧泽　　陈宝师　　林庆堂　　姚书敬

徐立新　　徐孟辉　　颜　伟

肿瘤一直是危害人类健康的重大疾病，21世纪以来，我国肿瘤的发病率和致死率逐渐上升。随着医学及其技术的进步，肿瘤已逐步成为"可防可治"的疾病。

当前，恶性肿瘤的发病率持续上升，普通民众的疾病知识与健康意识仍普遍不足，因此民众对肿瘤科普知识的需求越来越迫切。面对肿瘤，民众大多存有畏惧心理，主要根源在于普通大众缺乏肿瘤防治科普知识，往往抱有侥幸心理，祈祷疾病不要降临己身；又出于恐惧对医院望而却步，错过最佳的治疗时机。

国内外相关研究显示，30%的肿瘤能通过健康科普宣传、改变或改善不良生活方式获得有效防控。健康科普宣传对预防肿瘤发生、降低发病率和死亡率、提高病患生存质量具有重要作用。因此，肿瘤防治科普工作刻不容缓。

肿瘤防治，科普先行。科学严谨、紧跟前沿、知识准确、通俗易懂是民众对健康科普的基本要求。

作为我国肿瘤学领域历史最悠久、规模最大、水平最高、影响力最强的国家一级协会，中国抗癌协会一直以来非常重视癌症防治科普宣传，早在2018年就成立了我国肿瘤科普领域第一支专业团队——中国抗癌协会肿瘤防治科普专业委员会。通过组建肿瘤科普专家团队、发展肿瘤科普教育基地、打造肿瘤核心科普知识库、开展多种科普主题活动、制定肿瘤科普指南、助力青年医师科普能力培训等方式，持续、系统地输出科学准确的肿瘤防治科普内容，为健康中国贡献肿瘤医学界的集体力量。

2022—2023年，中国抗癌协会组织131 000余位权威专家，集体编写完成我国首部《中国肿瘤整合诊治指南（CACA）》（以下简称《CACA指南》），共计800余万字，覆盖53个常见瘤种（瘤种篇）和60项诊疗技术（技术篇），共计113个指南，横纵维度交叉，秉承"防筛诊治康，评扶控护生"十字方针，聚焦我国人群的流行病学特征、遗传背景、原创研究成果及诊疗防控特色，纳入中国研究，注重中国特点，兼顾医疗可及性，体现整合医学思维，是兼具中国本土特点和国际视野、适合中国人群的肿瘤指南体系。

健康科普类图书作为我国传播健康知识的有效途径之一，承担着普及健康知识、改善健康观念和保持健康行为的重要责任。此次由中国科学技术协会科学普及部（以下简称"中国科协科普部"）指导、中国癌症基金会和中国抗癌协会组织编写、中国科学技术出版社出版的"科普中国·肿瘤防控科普丛书"以"肿瘤防治，赢在整合"的整合医学思想为指导，以《CACA指南》为依据，聚焦重点、关注热点、普及要点，以"防筛诊治康"为核心理念，以"评扶控护生"诊疗新技术、治疗新进展为主线，以社会医疗问题和患者健康问题为导向，制止流言、揭穿谎言、粉碎谣言，将民众对肿瘤防治知识的渴望和基层临床医生对肿瘤诊疗新技术、新药物、新规范的需求推进落地。

丛书的各分册由相关领域学科带头人牵头，凝聚了大量临床一线知名专家的智慧和心血。丛书内容优质、特色突出、吸引力强；语言简洁明了、生动有趣；编写结构新颖、形式活泼，带给读者轻松阅读的良好体验，且不失领域内的学科深度；有根有据，理论联系实际，使读者一看就明白，并能与自身情况相联系，推进自我健康管理与常见肿瘤防治，让民众理性识瘤、辨瘤，不盲目恐慌，充分激发科普宣传的主动性和创造性，真正造福广大民众。

在此，感谢所有参与编写的专家、出版发行机构为增强民众防治肿瘤的信心所做的努力、给予肿瘤防治研究与科普宣教的支持、为国家健康事业作出的贡献！

中国抗癌协会理事长

　　健康是促进人全面发展的必然要求，是经济社会发展的基础条件，是民族昌盛和国家富强的重要标志，也是广大人民群众的共同追求。习近平总书记在党的二十大报告中指出，要"推进健康中国建设""把保障人民健康放在优先发展的战略位置，完善人民健康促进政策"。健康既是一种权利，更是一种责任。维护自身健康是个人的首要责任，需强化自己是健康"第一责任人"的观念。

　　为践行《"健康中国2030"规划纲要》，2022年5月31日，国家卫生健康委员会网站刊载了由中宣部、中央网信办、国家广播电视总局等9部委联合发布的《关于建立健全全媒体健康科普知识发布和传播机制的指导意见》（以下简称《意见》）。

　　《意见》的总体要求包括以保护人民生命安全、促进人民身体健康为出发点，以公众健康需求为导向，增加权威健康科普知识的供给，扩大健康科普知识的传播覆盖面，为人民群众准确查询和获取健康科普知识提供便利，提升人民的健康意识与素养；同时，提升健康信息的质量，发挥健康科普专家的作用，遏制虚假健康信息，净化健康科普知识传播环境。

根据《意见》，卫生健康行政管理部门应当加大健康科普知识供给力度，支持并鼓励医疗卫生行业与相关从业人员创作和发布更多、更优质的健康科普作品。

肿瘤科普，刻不容缓。

基于此，在中国科协科普部的指导下，中国癌症基金会与中国抗癌协会携手合作，牵头组织国内肿瘤防治领域权威专家，共同编写了"科普中国·肿瘤防控科普丛书"。

丛书聚焦我国常见的恶性肿瘤，邀请我国肿瘤防治领域学科带头人担任相关分册的主编和副主编，主要聚焦我国高发病率和高致死率前十位的癌种，每个癌种独立成册。

丛书聚焦重点、关注热点、普及要点，以《CACA指南》的"防筛诊治康，评扶控护生"为依据，以社会医疗问题和患者健康问题为导向，以癌症领域的药物新研发、诊疗新技术、治疗新进展为主线，展现当前癌症各专业领域诊疗科普知识的"最新成果"，本着"及时制止流言、科学揭穿谎言、彻底粉碎谣言"的初衷，将民众对癌症防治知识和康复知识的渴望和基层临床医生对于癌症诊疗新技术、新药物、新规范的需求推进落地。

再次感谢各分册主编和编写人员的倾心投入和大力支持，感谢中国科学技术出版社的鼎力相助。相信该丛书的出版将大力助推传播防癌、抗癌新知识，帮助患者树立战胜癌症的信心，普及科学合理的规范化治疗方法，希望能够对民众，尤其是肿瘤患者及其家属有所帮助，真正做到坦然说癌，科学规范治癌。

当前肿瘤防治的新知识不断涌现，限于篇幅，丛书中可能存在一些疏漏或不足之处，敬请广大专家、同行不吝给予指正。

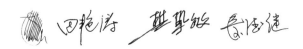

神经肿瘤是一种在颅腔内异常生长的组织，可以发生在任何与神经系统相关的部位，包括大脑、脊髓、周围神经和神经内分泌系统。神经肿瘤可以分为良性和恶性两类。良性神经肿瘤通常生长缓慢，不会侵犯周围组织或扩散到其他部位。常见的良性神经肿瘤包括脑膜瘤、神经纤维瘤和听神经瘤等。这些肿瘤虽然大多数是良性的，但如果它们出现在重要的解剖位置或增加了颅内压力，仍然可能对患者的健康造成威胁。恶性神经肿瘤是指会迅速增长并侵犯周围组织或扩散到其他部位的肿瘤。恶性神经肿瘤中最常见的是神经胶质瘤，包括胶质母细胞瘤和星形细胞瘤。这些肿瘤往往比良性肿瘤更具侵袭性，治疗难度也更大。

神经肿瘤的症状因其所在位置和类型的不同而不同，

可能包括头痛、恶心和呕吐、视觉或听力障碍、肌肉无力和感觉异常等。确诊通常需要进行神经影像学检查，如头部计算机断层扫描（computed tomograph，CT）或磁共振成像（magnetic resonance imaging，MRI）扫描，并可能需要进行活组织检查以确定肿瘤的性质。早期发现和诊断是神经肿瘤治疗的关键。因此，如果您存在任何与神经系统相关的症状或疑点，建议及时就医，进行进一步的评估和治疗。专业医生将会根据您的情况，制订最佳的治疗方案。

神经肿瘤的治疗方法包括手术切除、放射治疗和化疗等。一些良性神经肿瘤可以完全切除，因此无须进一步治疗。然而，恶性神经肿瘤的治疗更加复杂，可能需要综合运用多种治疗手段。开颅手术的复杂性高，有多种方式可供选择，切口大小不是手术难度的标志。现代技术如术中导航、术中磁共振和脑功能检测等提高了手术安全性，有助于精确治疗肿瘤，同时最大限度地保护大脑功能。但神经肿瘤手术依然会导致较大的创伤，术后康复时间长，可能伴有失语、癫痫及精神症状。恶性神经肿瘤需要放疗和（或）化疗。这些因素使术后和出院后的护理和康复变得复杂。但随着康复治疗技术的进步，医生现在可以根据患者的状况制订个性化康复计划，采取适当措施，以提高开颅手术患者的生活质量。

本书不仅适合神经肿瘤患者及其家属阅读，还对基层神经外科医生和对神经肿瘤领域感兴趣的一般读者都有价值。本书以问答的形式汇编了他们最关心的问题，以简单易懂的语言解释了神经肿瘤的相关信息，包括肿瘤的预防、筛查、诊断、治疗、康复等。

　　我们希望本书能够为广泛的读者群提供有益的信息和指导，帮助他们更好地理解这一疾病，并更好地应对治疗和康复的挑战。

中国工程院院士
首都医科大学附属北京天坛医院
神经外科学中心主任
北京市神经外科研究所所长

目录

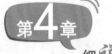

细说 神经肿瘤的术后康复

第5章

细说 神经肿瘤的创新疗法

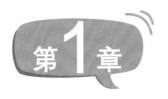

细说神经肿瘤的前世今生

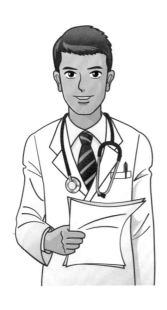

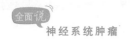

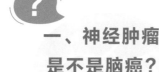

一、神经肿瘤
是不是脑癌？

　　神经肿瘤和脑癌并非同一概念。神经肿瘤可以分为良性和恶性两种类型，而脑癌是恶性神经肿瘤的综合概念。脑癌通常恶性程度高，对现有的治疗手段敏感性差，治疗后易复发，对患者的生命和健康构成严重威胁。神经肿瘤

温馨提示

　　神经肿瘤是指在脑组织、神经、脑膜和颅骨等重要部位发生的肿瘤，包括一些特殊神经组织的肿瘤，如脑垂体肿瘤和松果体肿瘤。每年每10万人中有1.9～5.4人罹患，占全身肿瘤的1%～3%。神经肿瘤还可以根据其起源可分为原发肿瘤和转移性肿瘤。原发神经肿瘤包

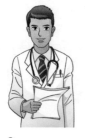

括脑膜瘤、脑胶质瘤、垂体瘤和畸胎瘤等；而转移性神经肿瘤通常来自其他器官恶性肿瘤（如肺癌、乳腺癌、胃癌、大肠癌和食管癌）的脑转移，多见于晚期。

主要包括以下类型。

❶ 胶质瘤

胶质瘤是一种常见的神经肿瘤。当大脑中的神经胶质细胞过度生长时，就可能形成胶质瘤。胶质瘤有不同的类型，有些生长得比较慢，有些则生长得非常快。在生长的过程中，肿瘤会侵入正常的脑组织，影响患者相应脑功能区的神经功能。同时，由于肿瘤体积大并引起脑水肿等问题，会增加脑内压力，导致头痛、头晕、恶心、呕吐等症状。不同患者的胶质瘤形状和大小各不相同，大多数是不规则形状的，并且在脑中弥漫生长，很多还会侵犯脑中重要的功能区域，手术切除难度大，因此致死致残率高。虽

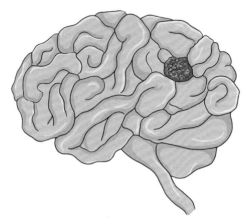

大多数胶质瘤是不规则形状的，并且在脑中弥漫生长，很多还会侵犯脑中重要的功能区域

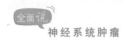

然发病率较其他体部肿瘤低，但作为全球难治性肿瘤之一，胶质瘤高居中国人群肿瘤病死人数的前十名。

❷ 室管膜瘤

　　室管膜瘤是一种源自脑室和脊髓中央管内衬的室管膜细胞的肿瘤。它可以发生在神经系统的任何部位，在儿童中最常见于颅后窝，在成人中则主要发生于脊髓内。虽然肿瘤表面通常有室管膜作为边界，但有时也具有侵袭性。发生于不同部位的室管膜瘤通常具有不同的分子遗传学特征，因此对室管膜瘤的分类工作一直在不断完善。根据世界卫生组织（World Health Organization，WHO）的最新分类，室管膜瘤可分为：室管膜瘤（WHO Ⅱ级）、黏液乳头状型室管膜瘤（WHO Ⅰ级）、室管膜下瘤（WHO Ⅰ级）和间变性室管膜瘤（WHO Ⅲ级）。室管膜瘤的主要治疗手段是手术切除，并辅以术后放疗以获得最佳预后。年龄小于3岁的患者通常不接受放疗。室管膜瘤手术切除后，症状会明显改善，但该肿瘤容易复发。虽然随着手术次数的增多，治疗效果逐渐下降，但仍能带来一定程度的改善。因此，患者家属常常难以决定是否选择保守治疗，尤其是对于独生子女家庭的患者而言，这往往会给家庭带来沉重的经济负担。

❸ 脉络丛肿瘤

脉络丛是脑部的一种解剖结构，位于特定的脑室区域。它由软脑膜和位于其上的血管以及室管膜上皮组成，形成了一种叫作脉络组织的结构。在脉络丛的某些部位，血管会反复分支形成丛状结构，并且突入脑室，这些结构被称为脉络丛，它们起到产生脑脊液的作用。在脑内所有存在脉络丛的部位，都有可能发生脉络丛肿瘤。脉络丛肿瘤可发生于各年龄段，但大多数发生于2岁以下儿童，这表明这类肿瘤似乎具有先天性疾病的特点。尽管大多数脉络丛肿瘤都是良性的，但所有的脉络丛肿瘤都有可能通过脑脊液传播形成转移病灶。

❹ 脑膜瘤

脑膜瘤是一种常见的中枢神经系统肿瘤，其发病率仅次于胶质瘤，占颅内肿瘤的20%～30%。它通常发生在20～40岁之间，女性高发，男女发病比例约为1∶2。脑膜瘤起源于硬脑膜，可以发生在任何存在硬脑膜的部位，如脑与颅骨之间、脑室内以及脊髓。

❺ 垂体瘤

垂体瘤是一种常见的颅内良性肿瘤，人群中发病率为

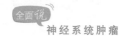

1/10万，约占颅内肿瘤的15%。垂体瘤多见于30～40岁的年龄段，男女发病率相当。近年来，垂体瘤的发病率呈现增多的趋势。

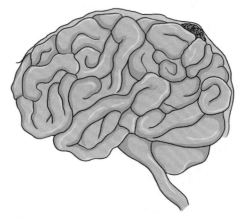

脑膜瘤是一种常见的中枢神经系统肿瘤，起源于硬脑膜，可以发生在任何存在硬脑膜的部位

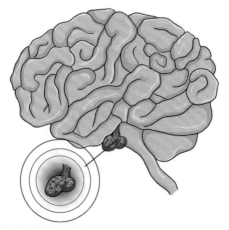

垂体瘤是一种常见的颅内良性肿瘤，发生于脑垂体

⑥ 前庭神经鞘瘤

前庭神经鞘瘤，也被称为听神经瘤或听神经鞘瘤，是一种起源于前庭神经的良性肿瘤，占颅内肿瘤的8%～10%。每年新发病例约为1/10万人，主要发生于成年人，高发年龄在30～50岁之间，儿童非常罕见，性别间发病率没有明显差异。听神经瘤的病因尚不明确，多数情况下为单发或散发。少数情况下，它可以是神经纤维瘤病类型2的一部分，这是一种常染色体显性遗传疾病，常伴有其他肿瘤。

听神经包括前庭神经和耳蜗神经，它们与面神经一起通过内听道走行。因此，患者最初的症状通常包括耳鸣、听力下降、耳聋等，少数情况下也可能因为对周围三叉神经的压迫而引起面部麻木。

随着电生理监护等神经保护技术的不断进步，以及显微神经外科的发展，听神经瘤手术的完全切除率明显提高，面神经的保留率也大幅度提升。对于较小的肿瘤，还可以尽可能保留耳蜗神经和听力功能。然而，对于较大的肿瘤，手术仍然具有困难，并发症的风险相对较高。立体定向放射外科的进展也为听神经瘤的治疗提供了更多的选择。

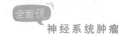

⑦ 颅咽管瘤

颅咽管瘤是一种常见的颅内先天性肿瘤，通常起源于颅咽管的上皮细胞、残留的拉特克氏Rathke's囊或由原始口凹残留的鳞状上皮细胞化生而来。它通常位于视神经后方的鞍区，随着肿瘤的增长，它会压迫周围的重要组织结构，如视神经、垂体、颈内动脉等，导致相应的症状，如视力下降、视野缺损和内分泌异常等。颅咽管瘤也会与周围组织粘连在一起，导致手术完全切除变得困难，治疗难度较大。

颅咽管瘤较为少见，发病率相对较低。它约占颅内肿瘤的4%～6%，占垂体部肿瘤的30%，占儿童颅内肿瘤的9%～13%，也是儿童中最常见的先天性肿瘤，在5～15岁的儿童中最常见。发病率男性略高于女性，男女患者比例为（1.4～2）：1。

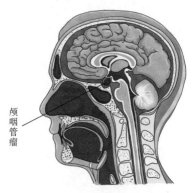

颅咽管瘤

颅咽管瘤是一种常见的颅内先天性肿瘤，
通常位于视神经后方的鞍区

⑧ 松果体区肿瘤

松果体位于脑的中心部位，形似松果，是一个内分泌器官。松果体区是指松果体及其周围的结构。松果体区肿瘤包括来自不同细胞类型的肿瘤。最常见的是来自生殖细胞的肿瘤，约占总数的35%；其次是来自松果体细胞的肿瘤，约占28%。其他来源的肿瘤包括胶质瘤、转移瘤和脑膜瘤。此外，还有一些囊肿，如单纯囊肿和皮样囊肿等。

⑨ 表皮样囊肿和皮样囊肿

颅内的表皮样囊肿和皮样囊肿是一种生长缓慢的先天性良性肿瘤。表皮样囊肿也被称为胆脂瘤，它只占颅内肿瘤的1%～2%，可以在任何年龄出现，主要发生在脑桥小脑角和鞍旁。皮样囊肿相对较少见，占颅内肿瘤的0.5%～1.0%，更常见于儿童。这种囊肿包含了外胚层和中胚层两种成分，如汗腺、皮脂腺等皮肤附件、毛发以及全部皮肤层，有时还包括骨骼和软骨组织。

⑩ 儿童神经肿瘤

（1）髓母细胞瘤

髓母细胞瘤是儿童中最常见的颅内肿瘤，大约占儿童颅内肿瘤的18%，占儿童后颅窝肿瘤的29%。它是一种恶性

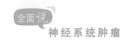

程度极高的神经上皮性肿瘤，来源于胚胎残余组织的原始神经外胚叶肿瘤。大部分髓母细胞瘤患儿需要接受手术和放化疗等多种治疗方式的综合治疗。通过这些治疗方法，大约有75%的髓母细胞瘤患儿能够存活到成年。

（2）儿童颅咽管瘤

儿童颅咽管瘤占儿童神经肿瘤总数的9%～13%。根据目前世界各地的报道，东方国家颅咽管瘤的发病率高于西方国家。颅咽管瘤的发病年龄范围广泛，从婴儿到70岁老人均可发病，但其中两个发病高峰年龄段是5～15岁和40～60岁。儿童时期的病例约占颅咽管瘤病例总数的60%。在儿童患者中，男孩和女孩的发病人数没有太大的差别。

（3）儿童生殖细胞肿瘤

儿童生殖细胞肿瘤常见于鞍区、松果体区和基底节区等部位。不同类型的生殖细胞肿瘤在生长部位和临床表现上都会有所差异。常见的生殖细胞瘤包括畸胎瘤、卵胎瘤、胚胎性癌等。这些肿瘤在不同的位置可能导致不同的症状，如视力障碍、性腺功能异常、内分泌紊乱等。因此，对于生殖细胞肿瘤的临床表现进行综合评估，有助于进行正确的诊断和治疗。

（4）儿童胶质瘤

儿童胶质瘤是指发生在中枢神经系统的由胶质细胞形

成的肿瘤。与发生于成人的胶质瘤相比，儿童胶质瘤通常恶性程度较低，预后相对较好。根据第五版世界卫生组织中枢神经系统肿瘤分型，胶质瘤被分为成人型胶质瘤与儿童型胶质瘤。世界卫生组织的胶质瘤分型基于胶质瘤的分子遗传学特征，而儿童胶质瘤基于患者发病年龄，两者不是同一概念。

（5）儿童室管膜瘤

儿童室管膜瘤来源于脑室和脊髓中央管内衬的室管膜细胞或脑内白质室管膜细胞巢的中枢神经系统肿瘤，多发生于第四脑室，需进行手术治疗，术后根据肿瘤类型与肿瘤特征决定是否进行放化疗。

⑪ 老年神经肿瘤

老年神经肿瘤是指发生在60岁以上老年人的神经肿瘤。根据世界卫生组织的统计数据，原发性颅神经肿瘤（包括良性和恶性）的年发病率在不同地区和种族间变化，每10万人中有2～19人患病。其中，良性肿瘤约占40%。老年人的颅神经肿瘤常出现在幕上（大脑皮质）、主要位于顶叶，其次为颞叶和额叶。

老年人的颅神经肿瘤可以分为原发良性肿瘤、原发恶性肿瘤和转移癌。在原发良性肿瘤中，常见的包括脑膜

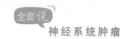

瘤、听神经瘤和垂体瘤等。这些肿瘤通常生长缓慢，一般对周围组织侵袭较少。在原发恶性肿瘤中，最常见的是胶质母细胞瘤。胶质母细胞瘤是一种起源于星形胶质细胞的恶性肿瘤，它在老年人中比较常见。转移癌是指原发部位在其他身体部位的恶性肿瘤，通过淋巴管或血管转移到脑组织，形成与原发部位相同类型的肿瘤。在转移癌中，常见的转移来源包括肺癌、乳腺癌和皮肤癌。此外，虽然黑色素瘤比较罕见，但它的脑转移倾向性是所有肿瘤中最强的。此外，还存在其他类型的神经肿瘤，如神经鞘瘤、表皮样囊肿、皮样囊肿、颅咽管瘤和肉瘤等。

⑫ 脊柱与椎管内肿瘤

椎管内肿瘤是指在脊髓及其周围的组织中生长的肿瘤，这些组织包括神经根、硬脊膜、血管、脊髓和脂肪组织等。这些肿瘤可以是最初在这些结构中形成的原发肿瘤，也可以是来自身体其他部位肿瘤在这些结构中发生的转移。

⑬ 脑转移瘤

脑转移瘤指的是其他部位的恶性肿瘤通过血液或淋巴系统扩散到脑内形成转移灶。据统计，约有30%的肿瘤或癌症患者会出现脑内转移的症状，并因此而就诊。脑转移瘤较常见的原发癌症包括肺癌、乳腺癌、结直肠癌、肾细胞癌和黑色素瘤等。这种转移瘤的治疗通常包括手术切除、放疗和化疗等综合治疗手段。

⑭ 少见神经肿瘤

（1）血管母细胞瘤

这是一种罕见的中枢神经系统肿瘤，它是高度血管分化的良性肿瘤，常见于青壮年人群，好发于20~40岁，男性患者比女性多。该肿瘤最常见的位置是小脑、脑干或脊髓，约占脊髓肿瘤的4%，在成人颅内肿瘤中占7%~10%。血管母细胞瘤可以作为散发性疾病，也可以是希佩尔—林道综合征（Von Hippel-Lindau，VHL）的一部分表现。散发性的血管母细胞瘤通常是单个肿瘤，患者在被诊断时年龄较大。

而VHL综合征患者往往会出现多个肿瘤，且初诊时的平均年龄较小。除了血管母细胞瘤，VHL综合征患者还常伴有视网膜血管瘤、内淋巴囊肿瘤、肾细胞癌、嗜铬细胞瘤、胰腺囊肿和神经内分泌肿瘤等其他病变。VHL综合征是一种遗传性疾病，患者往往会从父母那里继承突变的基因，导致一系列肿瘤和囊肿的发生。早期发现和定期随访

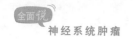

对于早期治疗和预防并发症至关重要。

（2）中枢神经系统淋巴瘤

淋巴细胞是人体免疫系统的关键成分，保护人体的健康。中枢神经系统淋巴瘤是一种由淋巴细胞在中枢神经系统中异常增生形成的肿瘤。它的主要发生部位是大脑、脑膜、脊髓和眼部。每100万人中只有7人患上这种病，是一种罕见的颅神经肿瘤。中枢神经系统淋巴瘤主要分为原发性和继发性两种类型。

原发性中枢神经系统淋巴瘤是指肿瘤起源于中枢神经系统。在原发性中枢神经系统淋巴瘤中，大脑是最常见的发病部位。该肿瘤通常以颅内肿块的形式出现，可能导致头痛、神经功能异常和其他与中枢神经系统相关的症状。

继发性中枢神经系统淋巴瘤是由全身性淋巴瘤转移至中枢神经系统所引起的。也就是说，全身其他部位已经存在淋巴瘤了，淋巴瘤细胞扩散到了中枢神经系统。这种情况更为罕见，但一旦确诊，需要进一步评估全身其他部位淋巴瘤的情况。

（3）颅内脂肪瘤

颅内脂肪瘤是中枢神经组织胚胎发育异常导致的脂肪组织肿瘤，非常少见，发病率仅为0.08%，在脑部肿瘤中的占比不到0.1%。这种肿瘤生长非常缓慢，极少发生恶变，是一种良性颅内肿瘤。这种肿瘤的发生并没有明显的性别差异，并且各个年龄段的人群都有可能发生，但约有一半的患者发病年龄在30岁以下。颅内脂肪瘤的发病部位常见于大脑中线，其中胼胝体区域最为常见，占50%～64%。颅内脂肪瘤的患者常常容易合并有中枢神经系统其他的先天性畸形，其中最为常见的是胼胝体发育不良或者不发育，此外还可能同时存在脑血管的异常。

（4）颈静脉球瘤

颈静脉球瘤是一种起源于颈静脉上的副神经节瘤，即血管壁外膜的肿瘤。有时，临床上将起源于迷走神经耳支和舌咽神经鼓室支的副神经节瘤也归类为颈静脉球瘤，颈静脉孔和中耳鼓室的位置很接近，导致肿瘤的原发部位难以确定。颈静脉球瘤是一种罕见的肿瘤，每年发病率约为1/130万，大多数情况下是散发的，只有约20%的病例与遗传有关。女性患者更常见，发病高峰年龄在44～69岁之间。大多数颈静脉球瘤是良性的，生长速度缓慢。但由于肿瘤的血供丰富、解剖位置复杂，以及诊断时分型不够清晰，给治疗带来一定的挑战。

（5）蛛网膜囊肿

蛛网膜囊肿是一种良性的非肿瘤性颅内疾病，约占颅内占位性病变的1%。该病多见于儿童和青少年。蛛网膜囊

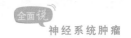

肿的囊壁由脑表面一层透明的蛛网膜组成，囊内充满无色透明的脑脊液。由于蛛网膜位于脑的表面，蛛网膜囊肿也位于脑的表面，并且与周围区域有明确的分界，不会影响到脑实质。通常情况下，蛛网膜囊肿是先天性疾病，由蛛网膜的发育异常导致。在发育异常的区域，脑膜局部与蛛网膜下腔以及脑室不能连通，逐渐形成一个囊状结构。通常每个患者的颅内只有一个蛛网膜囊肿，而继发性蛛网膜囊肿则通常是发生在感染或头部外伤后，蛛网膜发生粘连，可在颅内出现多个囊肿。蛛网膜囊肿是一种良性病变，通常不会引起严重问题。

（6）脊索瘤

脊索瘤是一种非常罕见的骨肿瘤，起源于脊索（一种胚胎发育时的组织）。它的发病率约为0.08/10万。脊索瘤属于骨肿瘤，常见于脊柱（33%）、颅内（32%）、骶尾椎（29%）和其他部位（6%）。脊索瘤可以发生在任何年龄段，虽然与胚胎发育时残留的脊索组织有关，但儿童中脊索瘤实际上更为罕见，更常见于40～60岁的成年人。它的生长速度较慢，恶性程度较低。脊索瘤患者的5年生存率为60%～70%，10年生存率为50%～60%。

（7）神经鞘瘤

神经鞘瘤是一种良性肿瘤，起源于神经鞘细胞，可以在外周或中枢神经上出现。三叉神经鞘瘤相对较少见，约占所有颅内肿瘤的0.07%～0.3%，占颅内神经鞘瘤的0.8%至5%。它更容易发生在40岁左右的人身上。

（8）中枢神经细胞瘤

中枢神经细胞瘤是一种非常罕见的小细胞神经元肿瘤，发生在中枢神经系统中。它的发病率仅占原发性中枢神经系统肿瘤的0.1%～0.4%。这种肿瘤通常发生在侧脑室和第三脑室，尤其在透明隔附近的区域最常见。但也可以在脑实质的其他部位发生，如颅神经、鞍区，甚至颅底。病因可能是胚胎期神经细胞基因异常表达和进一步分化不足，这意味着该病的发生具有一定的先天性原因。根据世界卫生组织的分类，中枢神经细胞瘤被归类为神经元和混合性神经元的一种胶质肿瘤，属于WHO Ⅱ级。该疾病多发生在20～35岁的青年人身上，男性和女性都可能罹患。中枢神经细胞瘤在生物学上倾向于良性发展，因此大多数情况下预后良好。

（9）畸胎瘤

畸胎瘤是一种在出生前就开始形成的先天性肿瘤。当人体胚胎发育到直径3cm大小时（大约怀孕第9周），原始的生殖细胞开始出现。这些细胞是一种多功能细胞，将来会发育成精子或卵子。然而，在这个发育过程中，如果细

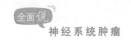

胞的方向有问题，就会导致畸胎瘤的形成。很多情况下，这种肿瘤直到童年甚至成年时才被发现，除非肿瘤一开始就很大，否则很容易被忽视。

（10）错构瘤

错构瘤是一种良性肿瘤，它的组织由多种先天性来源的组织混合而成。与恶性肿瘤不同，错构瘤并不具有快速增长、侵犯周围组织和扩散到其他部位等特征。下丘脑错构瘤最早于1934年由李·马奎德（Le Marquand）首次报告。近30年来，随着神经影像学技术的发展，国内外对这种病的报道逐渐增多。下丘脑错构瘤实际上并不是真正的肿瘤，而是由大小不同的、类似于脑灰质的异位脑组织构成的。

二、神经肿瘤
是怎么发生的？

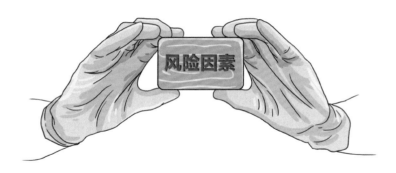

神经肿瘤的具体成因目前尚不明确，但已知的一些因素与其发生有关

 一些基因的缺陷或变异可能导致神经肿瘤的形成。例如，神经纤维瘤是最典型的遗传性神经肿瘤，约有一半的患者有家族遗传病史。

 某些物理因素（如电离辐射）和特定的化学物质（如蒽类化合物）可能会引发神经肿瘤。

其他因素 > 病毒感染和脑部胚胎发育异常也与神经肿瘤的形成有关。这意味着某些病毒感染和在胚胎发育过程中的异常情况可能增加神经肿瘤发生的风险。

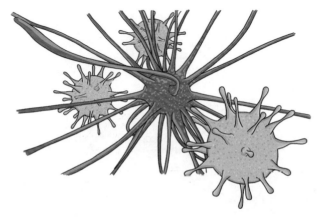

一些病毒感染也与神经肿瘤的形成有关

　　总之，神经肿瘤的发生涉及多种因素，包括遗传、理化和生物学因素，但具体的发病机制尚未完全被阐明。

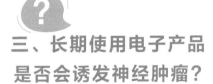

三、长期使用电子产品
是否会诱发神经肿瘤？

目前尚无足够科学证据表明长期使用电子产品（如手机和电脑）会直接导致神经肿瘤的发生。然而，我们需要注意电磁辐射对人体的影响。

电子产品在工作时会产生电磁辐射，而这种辐射可能对人体产生一些生物效应。它可以刺激深层细胞、干扰生物电流，也有可能导致体温平衡失调。然而，目前科学界对于这种辐射和神经肿瘤之间的确切关系仍存在争议。

此外，长时间使用电子产品可能导致过度疲劳和免疫系统的损伤，这与神经肿瘤的发生可能存在一定的相关性。有些神经肿瘤患者可能伴有癫痫症状，而电子屏幕的闪烁可能会导致光敏性癫痫发作，从而加重患者的病情。

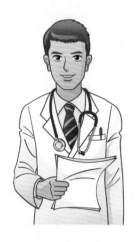

温馨提示

综上所述，正常使用手机和电脑通常是相对安全的。但是长时间、过度使用这些电子产品可能会增加患神经肿瘤的风险。为了保持健康，我们建议适度使用电子产品，并注意保持良好的使用习惯。

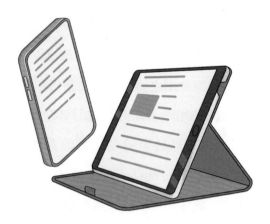

长时间、过度使用电子产品可能会增加患神经肿瘤的风险

四、神经肿瘤
是否会遗传？

除了某些特定的神经肿瘤与遗传因素有关，目前普遍认为大多数神经肿瘤不会通过遗传方式传递给后代。然而，如果一个人有神经肿瘤的家族史，那么他患神经肿瘤的风险可能会稍微提高。

研究表明，有亲属患有胶质瘤的人患上胶质瘤的可能性较一般人要高，尽管总体发病率仍然很低。虽然目前无法完全排除胶质瘤与遗传因素的相关性，但一般认为胶质瘤不是具有遗传性的疾病，即不能直接从父母传给子女。

因此，大部分神经肿瘤不会遗传给后代，但有家族病史的人可能存在较高的患病风险。如果有家族成员患有神经肿瘤，建议密切关注和定期进行健康检查，以及遵循医生的建议，以尽早发现和治疗。

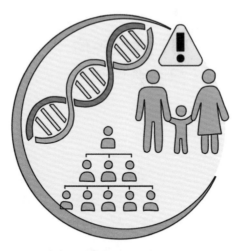

除了某些特定的神经肿瘤，大多数神经肿瘤不
会通过遗传方式传递给后代

五、神经肿瘤
是否会转移复发？

　　良性肿瘤通常不会转移至其他部位，治疗效果较好，如果将肿瘤完全切除，通常可以彻底治愈或者复发率较低。恶性肿瘤有可能发生转移，但其转移的概率相对较低，而复发的概率较高。因此，对于恶性肿瘤，定期复查和及时治疗非常重要。

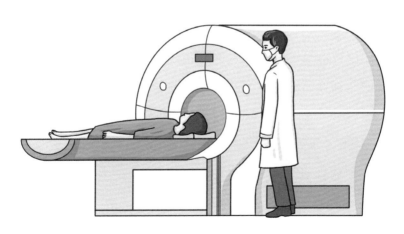

对于恶性肿瘤，定期复查和及时治疗非常重要

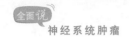

在神经肿瘤中，最常见的转移方式是颅内转移。其原因是肿瘤细胞容易脱落或被脑脊液带到其他部位，或者沉积在脑室壁上。这种转移最常见于第四脑室的髓母细胞瘤和脑室内的室管膜瘤。髓母细胞瘤以肿瘤转移为主要特征，可以转移到腰椎管内。尽管神经肿瘤向颅外转移相对较少见，但髓母细胞瘤也有可能远隔转移到肺部和骨骼。

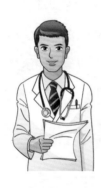

温馨提示

总之，虽然肿瘤转移在神经肿瘤中相对较少见，但仍需警惕。对于有肿瘤转移风险的患者，定期进行复查并及时治疗是非常重要的。

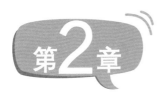

细说神经肿瘤的临床诊断

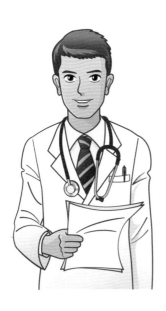

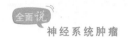
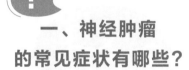

一、神经肿瘤
的常见症状有哪些？

　　神经肿瘤的症状与其发生部位和生长速度密切相关。早期症状包括间断的头晕、头痛、恶心和呕吐，这是由颅内压力增加引起的。随着肿瘤的增大，会出现与肿瘤位置相关的局部症状，如反应迟钝、情绪淡漠、视力问题、视野问题、肢体运动障碍或癫痫发作等。神经肿瘤的症状也会根据发病年龄的不同而有所不同。简而言之，神经肿瘤的症状与肿瘤的特点和每个人的身体情况息息相关。

　　不同位置的神经肿瘤会表现出不同的症状。举例来说，位于额叶前部的肿瘤通常引起头痛或精神症状，而不太影响肢体运动。位于额叶后部的肿瘤可能首先表现为局部性癫痫，伴随明显的肢体运动障碍，但较少见精神症状。简而言之，不同位置的神经肿瘤会引发不同的症状。

　　左侧额叶后部肿瘤可能导致运动性失语，患者在说话时可能会遇到困难。两侧额叶都受到肿瘤影响时，可能会出现显著的智力和精神方面的问题。非主导半球颞叶肿瘤的症状可能表现为抽搐而非明显的癫痫症状，而主导半球颞叶肿瘤通常伴随语言障碍。颞叶深部肿瘤可能导致对侧同向性偏盲，伴有精神运动性癫痫发作。

有些病例还可能出现嗅觉性癫痫发作或看到复杂结构和形象的幻视。顶叶肿瘤可能引起全身性或局部性感觉性癫痫发作，还可能导致对侧同向性偏盲或失用症。当肿瘤累及主导半球时，可能导致失语症、失写症和手指失认等问题。如果肿瘤侵犯枕叶，可能会导致对侧视野缺损或偏盲。较大的肿瘤还可能引起颅内高压症状。如果肿瘤累及脑干，则会导致单侧或双侧脑神经麻痹。当运动或感觉神经通路受损时，患者可能出现偏瘫、局部感觉障碍或小脑功能障碍。如果肿瘤累及小脑，早期可能会出现颅内压力增加，随之而来的是视力下降和复视的问题。当小脑半球受到肿瘤影响时，常常会出现共济失调、水平眼震、头晕和耳鸣等小脑损伤症状。共济失调意味着行走不稳、动作不协调。小脑蚓部肿瘤可能表现为两种主要症状：水平眼震和身体协调失调。水平眼震是眼睛水平方向的快速晃动，身体协调失调是指难以保持稳定的步态。换句话说，患者在行走时会感到摇摆不稳，容易失去平衡。

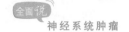
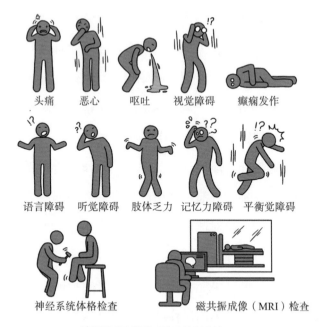

| 头痛 | 恶心 | 呕吐 | 视觉障碍 | 癫痫发作 |

| 语言障碍 | 听觉障碍 | 肢体乏力 | 记忆力障碍 | 平衡觉障碍 |

神经系统体格检查　　　　磁共振成像（MRI）检查

神经肿瘤的常见症状及诊断方法

不同类型的神经肿瘤的常见症状如下所述。

① 胶质瘤

脑胶质瘤的临床表现通常可以分为三大类：颅内压增高、神经和认知功能障碍、癫痫发作。

颅内压增高是脑胶质瘤最常见的症状之一。它导致头痛、呕吐和视神经乳头水肿。在严重情况下，患者可能会出现意识障碍、脑疝以及呼吸、心率和血压等生命体征的变化，这些情况可能对生命构成威胁。

神经功能障碍是指脑胶质瘤对神经系统功能的影响。这可能导致四肢运动能力下降或瘫痪。在累及大脑优势侧颞叶的肿瘤中，失语是常见的症状。此外，脑胶质瘤还可以引起视力和听力下降，甚至失明或失聪等症状。

脑胶质瘤引起的癫痫发作通常是局灶性癫痫，即与特定脑区域的异常电活动有关，具体的发病机制尚不清楚。

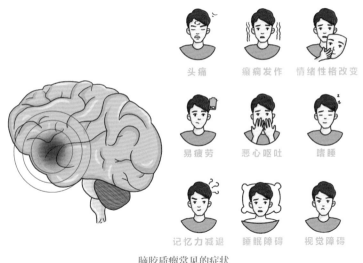

脑胶质瘤常见的症状

② 室管膜瘤

室管膜瘤可发生于脑室与脊髓中央管，其中颅内室管膜瘤通常是颅后窝肿瘤，它会引起颅内压升高，从而导致一系列症状。这些症状包括头痛、恶心/呕吐、共济失调或眩晕以及癫痫发作。这些症状主要是由于脑积水引起的。

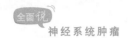

慢性脑积水可能表现为正常压力脑积水三联征，这是由于长期缓慢的脑脊液积聚，对脑组织造成压迫而引起神经功能障碍。这种情况下，患者可能表现为步态不稳、痴呆和小便失禁等症状。

脑神经受累是颅内室管膜瘤的另一个常见体征。这可能包括面神经麻痹（受累的是面神经膝）以及展神经麻痹（受累的是展神经核）。这些症状可以影响患者的面部表情、眼睑活动和听力等功能。

③ 脉络丛肿瘤

脉络丛肿瘤患者主要表现出与颅内高压有关的症状，包括头痛、头晕、恶心、呕吐和头围增大（儿童中较常见）。这些症状是由肿瘤阻塞脑脊液循环或增加颅内压力引起的。此外，脉络丛肿瘤也可能导致其他症状，包括癫痫发作、蛛网膜下腔出血（在某些情况下可能发生）、局灶性神经功能缺损（如偏瘫、感觉障碍）以及第Ⅲ、Ⅳ、Ⅵ脑神经麻痹等症状。这些症状由肿瘤对神经组织的直接压迫或侵犯所致。

④ 脑膜瘤

脑膜瘤对脑部组织、神经和血管的压迫和侵袭可能引发以下症状和体征：①由于颅内有肿瘤占据空间，会增加颅内压力，造成头疼、头晕、呕吐以及视力问题等不适；②脑部异常神经活动可能引发癫痫和精神方面的问题；③瘤体对脑组织和颅神经的损伤可能导致身体运动困难、语言障碍、视野缺损和嗅觉丧失等功能缺失；④脑膜瘤有可能使邻近的颅骨变薄，甚至穿破帽状腱膜层，在头皮下形成突起。

⑤ 垂体瘤

垂体瘤有多种症状，出现以下一种或多种症状可能是患有垂体瘤的提示。

（1）垂体周围的组织受到压迫

当垂体周围的组织受到压迫时，可能出现的症状：①头痛。通常出现在双侧太阳穴、额部和眼眶等部位，可能伴有头晕感。②视力、视野改变。垂体瘤压迫视神经时，会导致视力下降和视野缺损的变化。视力下降意味着眼睛不能清晰地看到东西，而视野缺损是指在视野中某个方向的东西看不见。③海绵窦综合征。当垂体瘤向两侧生长时，可以引起海绵窦综合征的症状，包括眼睑下垂、瞳孔对光反射消失、复视（看到重叠的影像）、眼球运动障碍以及面部疼痛。这些症状是由垂体瘤对动眼神经、滑车神

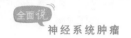

经和三叉神经的压迫引起的。④下丘脑压迫症状。患者可能会出现注意力不集中、嗜睡、发热、情绪和情感改变、饮食和食欲改变等。

（2）垂体前叶激素分泌亢进

垂体前叶激素分泌亢进症群与垂体瘤的病理类型相关。不同类型的垂体瘤会导致不同类型的激素异常：①泌乳素型垂体瘤会导致女性月经紊乱、泌乳和不孕，以及男性性功能下降、乳房发育减少和体毛减少等症状。②生长激素型垂体瘤会导致青少年出现巨人症，而成年人则会出现肢端肥大症，包括面部外形变化、手足肥大、多汗和皮脂分泌过多等症状。此外，该疾病还可能导致代谢紊乱，引发糖尿病、高血压、心脏扩大、心律不齐、心功能减退、打鼾、睡眠呼吸暂停和结肠息肉等。③促肾上腺皮质激素型垂体瘤类似于生长激素型瘤体，可能在早期对全身代谢产生严重影响。其症状包括向心性肥胖、满月脸、水牛背、皮肤上出现妊娠纹、骨质疏松和黑色素沉着等，并可能导致糖尿病和高血压等继发性系统疾病。④促甲状腺素型垂体瘤较为罕见，会导致甲状腺功能亢进，包括心率加快、易怒和眼球突出等症状。⑤还有一些垂体瘤类型可以导致多种激素异常的混合型，症状表现因激素异常的组合而不同。

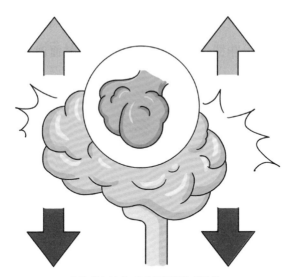

垂体瘤会导致不同类型的激素异常

（3）垂体本身受压

垂体本身受压症群：垂体受到压迫或损伤，会导致垂体促激素分泌的减少，进而影响周围腺体的功能。例如，性激素分泌减少，会导致性功能低下；甲状腺激素分泌降低，会导致无精打采、嗜睡、畏寒、心力衰竭等症状；肾上腺皮质激素分泌减少，会导致易疲劳、体重减轻、低血压等症状。

⑥　前庭神经鞘瘤

前庭神经鞘瘤是一种生长缓慢的听神经瘤。患者通常在发病后3.6～4.9年才就诊。早期症状包括头晕、眩晕、

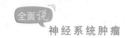

耳鸣、耳聋等。其他症状可能包括颅内压增高症状，如头痛、恶心、呕吐；三叉神经症状，如面部疼痛和麻木、角膜反射迟钝或消失、咀嚼肌和颞肌萎缩；小脑功能障碍，如行走不稳；肢体乏力和精神异常。

大约60%的患者会出现连续性高调音的耳鸣，类似于蝉鸣或汽笛声。耳鸣可能伴随着听力减退，但早期往往容易被忽视。耳聋几乎发生于所有的病例中，有些患者可能在打电话时才意识到一侧耳朵听不见。

一些听神经瘤可能因囊变、出血等出现急性症状。如果压迫外展神经，可能出现复视和同侧眼球内收。当压迫面神经时，可能引起同侧面部肌肉抽搐、面瘫。垂直压迫脑干可能导致对侧肢体轻度瘫痪和锥体束征象。小脑受压可能引起同侧小脑性共济失调。肿瘤向下压迫舌咽神经、迷走神经和副神经可能导致吞咽困难、吃东西呛咳、打嗝、声音嘶哑等症状。一般来说，舌下神经受影响较少。肿瘤压迫第四脑室或中脑导水管可能导致阻塞性脑积水，长期高颅压可能使视神经乳头继发性萎缩，导致视力减退甚至失明。

⑦ 颅咽管瘤

颅咽管瘤是一种发生在颅咽管区域的肿瘤。它可能引起多种症状，包括以下3个方面。

（1）颅内压增高症状

这种症状在儿童中更常见。患者可能出现头痛、呕吐、视神经乳头水肿和眼球不能向外侧转的现象。

（2）视神经受压症状

颅咽管瘤的生长可能压迫视神经，导致视力下降、视野缺损和眼底变化。

（3）下丘脑症状

这些症状可能是由颅咽管瘤压迫下丘脑引起的。常见的症状包括肥胖性生殖无能综合征（由性腺激素分泌不足导致的生殖功能障碍和性发育迟缓）、体温调节异常（可表现为体温较低、寒战，或者中枢性高热）、尿量增多、嗜睡、健忘和注意力不集中。儿童患者可能在早期就出现垂体功能不足的症状，如体格发育迟缓、身材矮小、乏力、皮肤苍白光滑、黄疸等。

⑧ 松果体区肿瘤

如果松果体区出现占位性病变，因为其位置与内分泌功能的特殊性，可能会出现以下症状。

（1）中脑背侧综合征（Parinaud综合征）

患者无法将眼球上瞬，即无法自然地朝上看。这是因为松果体区病变压迫了上视中枢；患者的上眼睑可能出现退缩的现象，即上眼睑的位置较正常位置较高；患者的眼球可能出现快速而无意识的抖动，即集合性眼球震颤；当光照射到患者的眼睛时，瞳孔并不会根据光线的强弱而收缩。这是因为松果体区病变导致光反射的消失，但调节反射仍然存在。

（2）睡眠觉醒周期紊乱

松果体区的病变可能影响睡眠周期和睡眠激素的分泌，从而导致睡眠障碍。

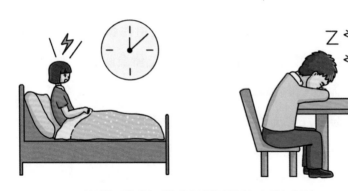

松果体区的病变可能影响睡眠周期（如失眠及嗜睡）

（3）颅内高压症状

颅内高压症状通常是由脑积水引起的，患者可能会经历持续性的头痛；患者可能会经历视力改变，如模糊、双视或视野缺损；患者可能在行走时摇摆、不稳定或摔倒；患者可能出现注意力不集中、易分神、记忆力减退等症状。

（4）小脑功能障碍

小脑功能障碍可以导致共济失调，因为小脑在运动协调和平衡控制中起着重要作用。

（5）内分泌功能障碍

特别是当患者同时有生殖细胞瘤和鞍区病变，容易出现内分泌功能障碍。松果体区特有的神经功能紊乱症状是中脑背侧综合征和睡眠觉醒周期紊乱。

松果体区肿瘤最常见的临床表现是颅内高压症状，但往往也是病灶较大的后期表现；小脑功能障碍和内分泌功能障碍较少见。需要特别关注与眼睛有关的症状，而偶尔出现的头痛或睡眠障碍等非典型症状通常不会被视为松果体病灶的典型症状。

⑨　表皮样囊肿和皮样囊肿

颅内皮样囊肿和表皮样囊肿的临床症状取决于它们出现的部位。一般而言，它们最常见于中线及中线旁，特别是前后颅窝和鞍区。常见的症状包括头痛、呕吐、视力障碍、内分泌异常和癫痫发作。在椎管内出现的皮样囊肿主要出现在胸腰段、圆锥和马尾部位，常导致腰部疼痛、会阴部麻木、下肢无力和小便功能障碍。

①40%～50%发生在桥小脑角区（脑干底部的一个区

域，由脑桥、小脑和第八对脑神经听神经的分支组成），它可能引起耳鸣、听力障碍、三叉神经痛和面瘫等症状，严重情况下还可能导致脑积水。②位于后颅窝的肿瘤可能导致共济失调等小脑症状。③位于鞍区和中颅窝的肿瘤可导致视力异常和偏盲等。④椎管内肿瘤多表现为腰部疼痛、会阴部麻木、运动功能障碍和大小便功能障碍。

⑩ 儿童神经肿瘤

儿童神经肿瘤的临床表现可能非常轻微，并且缺乏特异性。这些表现会根据患儿年龄和肿瘤位置的不同而有所不同。对于婴儿来说，由于颅缝未闭合，头骨可以适应颅内压增高，导致头部的异常增大，并不会出现明显的急性神经功能损伤。婴幼儿由于语言表达能力有限，无法准确描述某些症状，如头痛。因此，当他们感到不适或不舒服时，往往会表现出易激惹、哭闹或不安的行为。当婴幼儿出现异常的行为变化时，尤其是伴随其他潜在的症状，如大头畸形等，就需要引起注意，并进行进一步的评估和诊断。恶心和呕吐是所有年龄患者中常见的主诉症状。年龄较大的儿童和青少年可能会出现其他常见表现，包括头痛、步态异常、协调不良、视神经乳头水肿和癫痫发作。

根据神经肿瘤的位置，常见症状包括颅后窝肿瘤引起的恶心、呕吐、头痛、步态异常和协调异常；脑干肿瘤引起的步态异常、协调异常和颅神经麻痹；脊髓肿瘤引起的背痛和/或无力以及步态异常；幕上肿瘤通常表现为非特异性症状，最常见的是头痛。

头痛是神经肿瘤最常见的症状之一，约有1/3的儿童患者会出现头痛。由于婴幼儿无法有效表达不适的来源，他们通常通过易激惹的行为来展示疼痛或不适。颅内压增高被认为是导致头痛的一个常见因素。该头痛在清晨或睡醒后出现，并且可以通过呕吐而缓解。然而，并非所有患儿都会出现这些典型症状。

在胶质瘤患儿中，不论年龄，恶心和呕吐是一种常见的主诉症状。恶心和呕吐症状在颅后窝肿瘤中尤其常见。然而，由于这些症状缺乏特异性，单凭恶心和呕吐症状往往需要很长时间才能确诊肿瘤。因此，在评估反复或持续出现恶心和呕吐症状的儿童时，医生应当高度警惕可能存在颅神经肿瘤的情况。

颅后窝病变的儿童常常出现共济失调和协调困难的症状。最初的小脑功能障碍可能不容易被察觉，常表现为笨拙、书写变差、言语改变，或者在跑步、跳跃等运动技能上出现困难。脊髓肿瘤患者的常见主要症状是步态异常。脑干病变的主要症状包括复视、眼球震颤、试图侧向凝视时眼球

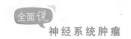

无法内收、面瘫、流涎及吞咽困难等颅神经病变。年幼的孩子可能无法准确描述视觉问题，但他们可能通过其他方式来展示视觉异常。斜视现象、用手遮挡一只眼或将头向一侧倾斜，这些行为可能是他们试图减轻或调整视觉问题的方式。导致视觉功能障碍的因素有：脑干病变引起的颅神经病变（如复视），颅内压增高导致的视神经乳头水肿，或者是从大脑皮质向视网膜传递的视觉通路病变。视交叉部肿瘤常引起视觉问题，表现为复杂的视野缺损和视力下降。如果肿瘤位于较后方的视束区域，可能会导致某些区域的偏盲，即特定区域的视觉丧失。癫痫发作有时可能是孤立的，也就是仅出现癫痫发作本身的症状。然而，有时癫痫发作可能伴随其他定位症状和体征。这些定位症状和体征可以根据癫痫所涉及的脑部区域不同而有所不同。

⑪ 老年神经肿瘤

老年神经肿瘤的起病表现不典型。患者常常以精神障碍作为最早出现的症状，往往是因为肿瘤影响大脑的认知区域，导致精神功能问题。另外，由于大部分肿瘤位于大脑皮质区域，所以癫痫发作也较为常见。这些症状可能会随着病程的进展而逐渐加重，并出现间歇性的加重期。

老年神经肿瘤无论是良性还是恶性的，通常比年轻人的生长速度慢。这意味着肿瘤的发展过程相对较缓慢，病程也较长，症状和体征常常比较隐匿，可能在较晚的阶段才出现明显的症状。另外，老年人存在脑萎缩和颅腔空隙加大的情况，即使有颅内肿瘤存在，颅内压增高的症状（头痛、呕吐和视神经乳头水肿）往往出现较晚。所以，老年神经肿瘤在早期很难被发现，容易被误诊或漏诊。

根据肿瘤的大小和位置，老年神经肿瘤患者还可能出现不同的神经功能缺失症状，如躯体感觉障碍、运动障碍、失语、视力障碍等。此外，老年颅内神经肿瘤患者往往伴有其他系统疾病，对诊治提出了额外的要求。因此，在诊断和治疗老年颅内神经肿瘤时，需要综合评估患者的身体状况、其他共存疾病的轻重缓急以及患者和家属的意愿，选择最佳的治疗方案。

⑫ 脊柱与椎管内肿瘤

椎管内肿瘤的发展可以分为4个阶段：根性痛期、脊髓半侧受损期、不完全瘫痪期和完全瘫痪期。不同阶段有着不同的症状及表现，总体而言有以下4种常见症状。

（1）神经根性痛

这是早期最常见的症状，疼痛的位置与肿瘤所在的位置相对应，所以定位诊断非常重要。颈段和腰段肿瘤更常

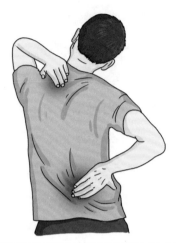

神经根性痛是椎管内肿瘤早期最常见的症状

见，硬脊膜外转移瘤的疼痛程度通常最高。

（2）感觉障碍

当感觉神经纤维受到压迫时，可能出现感觉减退和错乱感觉；如果纤维被破坏，可能会导致感觉丧失。当肿瘤挤压脊髓时，会出现同侧肢体瘫痪和深感觉消失，对侧痛觉和温度觉也会减少。

（3）肢体运动障碍和反射异常

当肿瘤压迫神经根或脊髓前角时，可能会导致肌肉张力降低（软瘫）和肌肉萎缩。如果肿瘤压迫脊髓，通常会表现为肌肉张力增高（硬瘫）。

（4）自主神经功能障碍

自主神经功能障碍中最常见的是大小便障碍。小便障碍表现为排尿困难、尿液潴留，病情进展严重时可能导致尿失禁；大便障碍表现为便秘或大便失禁。

⑬ 脑转移瘤

脑转移瘤是指癌细胞从身体其他部位到达脑部形成的肿瘤。以下是与脑转移瘤相关的常见症状。

（1）颅内高压症状

脑转移瘤患者出现颅内高压时，可能出现头痛、恶心、呕吐和视神经乳头水肿等症状。

（2）神经功能缺失症状

神经功能缺失症状是由癌细胞扩散到不同部位所导致的，患者身体的一侧可能出现瘫痪或感觉障碍，还可能出现语言障碍、部分失明等。如果肿瘤扩散到小脑，患者可能会出现眼球震颤、行走不稳等症状，还可能有吞咽困难或容易咳嗽等症状。

（3）癫痫

癫痫多为局限性发作，即特定部位的痉挛或抽搐。

（4）精神症状

患者常表现为反应慢、脸色冷淡等。

（5）脑膜刺激征

当脑膜受到转移瘤侵犯时，可能出现脑膜刺激征，如

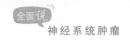

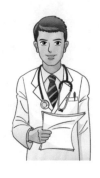

温馨提示

在血管母细胞瘤中，最常见的是小脑血管母细胞瘤，会导致小脑功能不协调、眼睛动作受限、肌肉无力或感觉异常等。

颈部僵硬等。

⑭ 少见神经肿瘤

（1）血管母细胞瘤

血管母细胞瘤可能会因为压迫神经、出血或副肿瘤综合征而引发局部症状。肿瘤的位置和大小直接影响症状的种类和严重程度。

脊髓血管母细胞瘤通常以疼痛为主要症状。血管母细胞瘤中的血管比例较高，因此常发生出血，这是一种常见且严重的并发症。

如果血管母细胞瘤位于小脑内并出血，可能会导致脑积水、小脑扁桃体移位或脑干受压，而脊髓中的肿瘤可能导致四肢瘫痪。

此外，血管母细胞瘤还可能伴随副肿瘤性红细胞增多症。血管母细胞瘤患者常常出现颅内压增高的症状，如头痛、恶心、视神经乳头肿胀和视力减退。应注意的是，部分患者临床无明显症状，需要通过进一步影像学检查以明确诊断。

（2）中枢神经系统淋巴瘤

中枢神经系统淋巴瘤的临床症状因病变区域的不同而呈现多样化特征。常见症状包括面瘫、眼部运动障碍、头痛、癫痫、嗜睡、运动障碍和人格改变。人格改变可能表现为抑郁、情感淡漠、意识模糊和记忆障碍等。如果肿瘤发生在眼部，可能导致视野缺损。如果肿瘤发生在脊髓，可能引起脊髓病，表现为肢体瘫痪、肌肉萎缩和感觉缺失，其严重程度取决于病变的位置。总之，中枢神经系统淋巴瘤的症状与病变的区域有关，因此表现各异。

（3）颅内脂肪瘤

颅内脂肪瘤的临床症状多样，包括头痛、癫痫、精神和智力障碍等。极少数严重病例可能出现偏瘫、脑积水和脑神经麻痹症状，但没有特定的症状是颅内脂肪瘤所特有的。此外，约一半的患者可能没有明显的不适症状，因此只通过临床症状很难确诊颅内脂肪瘤。然而，正如之前提到的，由于脂肪瘤常发生在胼胝体区域，如果病灶在胼胝

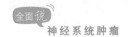

体区域，约50%的患者会出现癫痫症状。因此，癫痫可以被视为该疾病中较为常见的症状。当然，很多颅内脂肪瘤患者可能没有任何症状，通常在头部外伤检查、例行体检或脑部成像检查中偶然发现脂肪瘤。

（4）颈静脉球瘤

颈静脉球瘤可能引发搏动性耳鸣、听力下降、颅神经功能障碍和嗜铬细胞瘤样症状。搏动性耳鸣是早期主要症状，表现为与脉搏一致的耳鸣声，还可能出现听力下降、耳闷、耳痛和外耳道流血等耳部问题。受压的颅神经会引起吞咽困难、声音嘶哑、饮水呛咳以及面部肌肉萎缩等症状。极小部分颈静脉球瘤分泌儿茶酚胺，导致阵发性或持续性高血压、心动过速、头晕、多汗和颜面潮红等症状。颈静脉球瘤的侵袭性可能破坏邻近骨组织，扩散至颅内，导致永久性颅神经功能障碍、不稳定的步态，颅内压力增高甚至会引发脑疝。因此，一旦出现早期症状如搏动性耳鸣和听力下降，应及早就医，以防错过最佳治疗时间。

（5）蛛网膜囊肿

蛛网膜囊肿通常没有症状，一般是在偶然的体检或检查中被发现。根据临床研究，只有约5%的蛛网膜囊肿患者会有症状，其中约75%是儿童。虽然蛛网膜囊肿是一种良性疾病，不会侵犯周围组织，但较大的囊肿可能会引起与颅内肿瘤类似的症状，包括头痛、恶心、呕吐、精神减退等与颅内压力增加相关的症状，有些患者可能还会出现癫痫发作，个别囊肿也可能发生破裂或出血。不同位置的蛛网膜囊肿可能引起不同的症状。例如，位于鞍区的囊肿可能会影响垂体和下丘脑功能，导致内分泌问题；同时，可能会影响视交叉，导致视力问题。囊肿对占据区域的功能施加压力，可能导致局部神经功能问题。例如，中颅窝囊肿可能会导致幻听，额叶囊肿可能会引发心情抑郁等。

需要注意的是，很多人因为学习和工作压力大、睡眠不足或其他原因导致头痛、头晕等症状就医，在检查中发现有囊肿。这可能会让他们感到焦虑，并认为囊肿是症状发生的原因。但实际上，囊肿与头晕、头痛等症状很可能没有直接关系，大多数囊肿不会引起这些症状。

（6）脊索瘤

脊索瘤通常没有特定的临床症状，因为它的生长速度较慢。只有当肿瘤增大并压迫周围组织时，才会出现症状。脊索瘤的症状会根据其所在位置的不同而有所不同。头部肿瘤可能导致颅神经损伤，如视力减退、眼球运动障碍、面部感觉异常、面瘫、耳聋等。位于颅内鞍区的肿瘤还可能引发内分泌问题，如尿崩症。颈部肿瘤可能导致呼

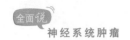

吸困难、吞咽困难及颈部触及肿块的感觉。脊柱位置的肿瘤主要表现为疼痛，可能是深部或放射至神经区域的疼痛。骶尾部肿瘤如果侵犯膀胱神经根，可能导致排尿障碍。

（7）神经鞘瘤

神经鞘瘤可能表现为特定的症状，包括三叉神经痛以及三叉神经麻痹，包括面部麻木、感觉异常等。三叉神经痛的典型特征就是剧烈、阵发性的刺痛或电击样痛感。这种疼痛通常在面部的特定区域出现，最常见的是颞部、眼睛、鼻子和下颌。疼痛发作突然，持续时间短暂，通常只有几秒钟到几分钟，有时会反复发作。除了三叉神经，邻近的颅神经（如面神经、听神经等）也可能出现一定程度的神经麻痹。有些患者可能表现出颅内压增高、视力受损、听力障碍等症状，这是由肿瘤的占位效应引起的。少数患者可能出现锥体束征和小脑征，具体表现与肿瘤的位置和扩展范围有关。在严重病例中，长期存在的肿瘤可能导致颞下颌关节运动障碍，表现为咀嚼困难等症状。

（8）中枢神经细胞瘤

中枢神经细胞瘤早期症状通常较轻微，主要表现为头晕和不适感，往往容易被忽视。随着肿瘤的逐渐增大，患者可能出现头痛，伴有或不伴有恶心、呕吐、视物模糊等颅内高压症状。部分患者可能会经历视力下降和不同程度的视神经乳头水肿。某些患者还可能伴随大小便失禁、痴呆和下丘脑综合征的症状。下丘脑综合征可能表现为睡眠障碍、体温调节障碍、进食障碍、性功能障碍、尿崩症以及精神异常。

（9）颅内畸胎瘤

颅内畸胎瘤的症状与其部位、性质和大小有关。常见的位置包括鞍上和松果体区，也可生长于其他区域，如大脑半球、脑室、丘脑、基底节和延髓。畸胎瘤位于鞍上可导致视力减退、视野缺损、垂体功能低下（如尿崩症、发育停滞、性欲减退、阳痿或闭经）以及脑积水（引起头痛、呕吐等）。畸胎瘤位于松果体区可能引发眼球运动障碍、听力障碍、步态不稳、共济失调、早熟/性征发育停滞和脑积水（引起头痛、呕吐等）。

（10）下丘脑错构瘤

下丘脑错构瘤是一种多数发生在儿童早期的肿瘤，具有较为独特的临床表现。主要特征包括性早熟（如婴幼儿女孩乳房发育、月经初潮或男孩阴茎增大、阴毛、痤疮、声音变粗）、痴笑样癫痫（短暂爆发性的笑声发作，与外界情感无关）、性格行为异常和智力发育障碍。癫痫大发作和跌倒发作相对较少见，而其他症状则包括精神和行为异常、脾气暴躁、攻击行为，有时伴有其他先天畸形。

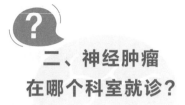

二、神经肿瘤
在哪个科室就诊?

神经肿瘤的初次就诊通常可以选择神经外科(脑外科)门诊。在这些科室,专家可以通过症状、体格检查和相关影像资料来进行初步评估和诊断。手术后的辅助治疗或康复治疗可以在放疗科、康复科等科室进行。

如果患者同时还有其他症状或疾病,可以选择前往内科或急诊科就诊,以便全面评估患者的整体健康状况。

在就诊时,请务必携带完整的病历资料和影像资料,以帮助医生更好地了解病情。如果仍然无法得出确定诊断,医生可能会建议进行病理切片等进一步检查,以获取更准确的诊断结果。

除非特殊情况,最好是患者亲自前往就诊,这样医生可以亲自检查病情,并与患者进行详细的沟通和解释。

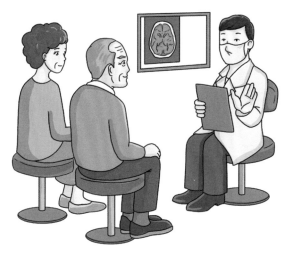

就诊时，请务必携带完整的病历资料和影像资料，
以便让医生更好地了解病情

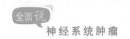

三、诊断神经肿瘤
需要做哪些检查？

当出现头痛、恶心、呕吐等症状时，通常会进行常规的头部CT和磁共振（MRI）检查，以了解是否存在颅内占位性病变。如果发现有颅内占位，医生可能会根据需要，进一步进行其他特殊的影像学检查。

这些特殊的影像学检查包括磁共振弥散加权成像（diffusion weighted imaging，DWI）、磁共振弥散张量成像（diffusion tensor imaging，DTI）、磁共振灌注成像（perfusion weighted imaging，PWI）、磁共振波谱成像（magnetic resonance spectroscopy，MRS）、功能磁共振成像（functional magnetic resonance imaging，fMRI）以及正电子发射计算机断层显像（positron emission tomography-computer tomography，PET-CT）。这些检查有助于更加清楚地了解神经肿瘤的类型和特点，评估治疗效果。

温馨提示

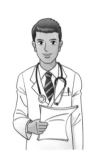

然而，需要明确的是，影像学检查虽然很有帮助，但仍存在一定的局限性。最终确诊神经肿瘤仍需要进行肿瘤切除手术或者活检，以获取肿瘤样本，并进行组织学和分子病理学检查。这些进一步的检查可以确定肿瘤的病理分级和分子亚型，以便制定更准确的治疗方案。

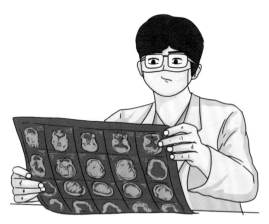

影像学检查对于神经肿瘤的诊断十分重要，但仍存在一定的局限性

55

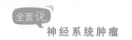

四、磁共振成像检查是什么？
是否有辐射？

磁共振成像检查是一种无损伤的医学检查，它不会对人体造成辐射伤害。在磁共振成像检查过程中，患者会被置于一个特殊的机器中。该机器会产生强大的磁场和无害的无线电波，以获取患者身体内部的详细图像。

在进行磁共振成像检查时，机器会产生一些噪声，这是正常的现象。这些噪声可能会比较大，但不会对患者的身体造成任何伤害。因此，在接受检查时，患者需要做好心理准备，并保持绝对静止不动。这有助于获得清晰的图像，确保医生可以准确评估患者的健康状况。

所以，不用担心，磁共振成像检查是安全的，没有辐射，只需保持镇静，听从医生的指示即可。在进行磁共振成像检查时需注意以下事项。

①磁共振设备周围（5m范围内）有强大的磁场，请不要携带以下物品：铁质物品、电子产品（如手机、平板电

脑、手表等）、钥匙、硬币、刀具、针、发夹、眼镜、金属饰品等。

②如果体内安装了或者携带了不符合规定的物品和装置，就不能进行磁共振成像检查，应在检查前告知神经外科医生及影像科医生，经医生综合评估后确定具体的检查方案。这些物品包括：心脏起搏器、除颤器、心脏支架、人工心脏瓣膜、动脉瘤术后用的金属夹、植入体内的药物输注装置、任何植入体内的电子装置、神经刺激器、骨骼生长刺激器、其他任何类型的生物刺激器、用于血管内阻塞的金属环、滤器、下腔静脉滤器、心电记录监护器、金属缝合线、骨折手术后的固定钢板、钉子、螺丝、人工假肢或关节、阴茎假体、助听器、人工耳蜗、中耳移植物、眼内的金属异物、义眼、活动假牙、牙托和头面部的植入物、体内的子弹、碎弹片或者铁砂粒等。

③患有幽闭恐惧症的患者、怀孕的女性以及需要生命支持和抢救的危重患者，不能进行磁共振成像检查。有手术史（尤其是器官移植、心肾手术史）的患者及其家属，需要在检查前告知医生，以确保安全。

④如果患者有假牙、文身、避孕器具、文眼线，或者体内有钛合金固定装置（如脊柱钛合金支架），在进行磁共振成像检查之前务必告知医生。医生会根据具体情况判断

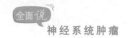

患者是否可以进行检查。

⑤在进行检查前，请将带有铁钩、铁扣和拉链的衣物、内衣、化纤织物和皮带等装饰物品摘下，建议穿着纯棉的衣物进行检查。

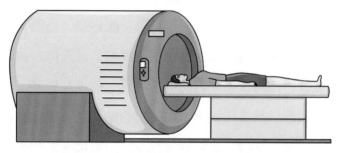

磁共振成像（MRI）检查不会对人体造成辐射伤害

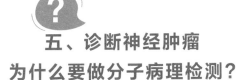

五、诊断神经肿瘤
为什么要做分子病理检测？

　　神经分子病理检测可以在基因和蛋白水平上检测神经肿瘤细胞在分子水平的变化。通过这种检测，医生可以了解肿瘤细胞的生长速度、侵袭能力以及对放化疗的敏感性。这些信息对于临床医生非常有价值，可以帮助医生评估疾病严重程度，制定个体化的治疗方案。

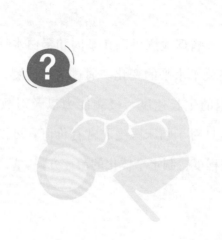

第3章

细说神经肿瘤的临床治疗

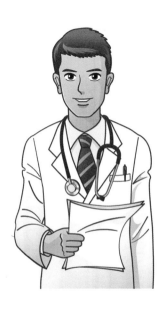

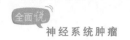
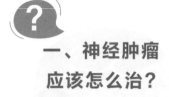

一、神经肿瘤
应该怎么治？

对于大多数良性原发性神经肿瘤，如脑膜瘤、垂体瘤和神经鞘瘤，最有效的治疗方式是进行手术，并完全切除肿瘤，以达到治愈的目的。

恶性原发性肿瘤的治疗相对较为困难。治疗过程中，会优先考虑手术治疗；术后，根据患者的疾病类型和病情，可能需要进行辅助治疗，包括放射治疗和化学治疗等。

多数脑转移瘤患者处于体部肿瘤的晚期阶段，因此并不推荐积极进行手术切除，通常采用综合治疗的方式，包括放射治疗、化学治疗、靶向治疗和免疫治疗等。然而，少数对其他治疗方式不敏感的脑转移瘤，如果符合手术适应证，可能会选择手术切除。那么，不同类型的神经肿瘤该怎么治疗？

① 胶质瘤怎么治疗？

胶质瘤的治疗主要包括手术切除、放疗和化疗等综合治疗方法。手术切除是主要的治疗方法，可以减轻症状，延长患者的生存时间，并提供足够的肿瘤样本进行病理学诊断和分子遗传学检测。据研究显示，脑胶质瘤患者的预后与手术切除的程度密切相关。通过应用神经导航、功能神经导航、术中神经电生理监测和术中 MRI 实时影像等技术，医生能够在保护重要神经功能的前提下，尽可能地切除肿瘤，从而提高患者的生存质量和生存期。术后，根据患者脑胶质瘤的分子病理学分类，在医生的指导下选择合适的放化疗方案，用于杀灭肿瘤细胞或抑制肿瘤细胞生长，从而延长患者的生存期。

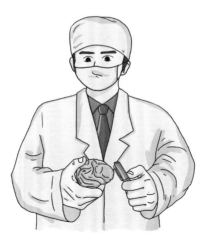

手术切除是胶质瘤的主要治疗方法

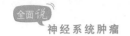

② 室管膜瘤怎么治疗？

大多数室管膜瘤可以通过手术结合术后辅助放疗治愈。手术的目的是在不影响神经功能的情况下，尽可能完整地切除肿瘤，因为手术的彻底程度对预后有重要影响。然而，对于一些患者来说，如果肿瘤侵犯到第四脑室底部或穿过第四脑室外侧孔，就无法完全切除。此外，在手术后的两周内，需要进行腰椎穿刺，以寻找可能存在的转移灶。如果结果呈阳性，需要进行进一步的治疗。

③ 脉络丛肿瘤怎么治疗？

脉络丛肿瘤，无论是良性还是恶性，都需要进行手术治疗，而且手术效果相对较好，患者的5年生存率可达84%。然而，因为脉络丛肿瘤本身比较脆弱且容易出血，所以手术的难度较大。有些患者在切除肿瘤的同时，可能还需要进行硬膜下腹腔分流手术，以消除硬膜下积液。

尽管切除手术效果较好，但是脉络丛肿瘤有可能会复发，复发后建议进行第二次或第三次手术治疗。脉络丛肿瘤大多数是良性肿瘤，目前没有证据表明化疗或放疗对良性肿瘤有效。化疗只对一部分脉络丛肿瘤有疗效。目前，针对脉络丛肿瘤的靶向治疗或免疫治疗药物研发较少，因此手术仍然是主要的治疗方法。

④ 脑膜瘤怎么治疗？

脑膜瘤通常采用手术切除和放疗进行治疗。手术是目前主要的治疗方式，因为它相对安全且可以尽可能地切除肿瘤。化疗、激素治疗和免疫治疗对脑膜瘤的疗效非常有限。

对于持续增长并引发症状的肿瘤，通常会进行手术切除。但是肿瘤能否被完全切除取决于多个因素，包括肿瘤位置、附近重要血管、脑神经和功能区以及手术和麻醉的安全性等。这些因素都会影响手术的可行性、采用的手术方法以及切除的范围。

温馨提示

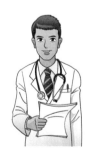

放射治疗是用于治疗无法手术切除的脑膜瘤的主要方法。它也可以作为在手术后残留或复发时的辅助治疗，或者作为那些不适合手术但具有脑膜瘤典型影像特征患者的主要治疗方式。

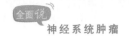

❺ 垂体瘤怎么治疗？

没有分泌激素功能的小于1cm的垂体瘤只需定期观察，大于1cm并引起症状的垂体瘤则需要手术治疗。泌乳素型垂体腺瘤通常首选药物治疗，对于对药物不敏感、出血或无法耐受药物的情况，可以选择手术治疗。对于其他类型的有分泌功能的垂体腺瘤，无论肿瘤大小，手术治疗是首选方案。同时，由于垂体瘤周围毗邻重要组织，放疗或伽马刀并不被视为治疗该病的首选疗法。

❻ 前庭神经鞘瘤怎么治疗？

对于前庭神经鞘瘤的治疗，主要原则是通过手术尽可能安全地将肿瘤完全切除，以避免对周围结构的损伤。多数学者认为，成功地将前庭神经鞘瘤完全切除后，可以实现根治效果。随着伽马刀技术的广泛应用，可以对部分直径小于2.5cm的小型前庭神经鞘瘤以及手术后仍有残留的大型前庭神经鞘瘤进行伽马刀治疗。伽马刀治疗在肿瘤控制和保留神经功能等方面具有很好的疗效。这种治疗方法可以有效地控制肿瘤生长，并最大限度地保护患者的神经功能。对于一些患者，由于高龄、存在系统性严重疾病、肿瘤过大且与脑干紧密粘连等，无法完全切除肿瘤，可以采取次全切除或囊内切除的手术方式，并进一步使用伽马刀进行治疗。随着显微解剖和显微外科手术技术不断地发展，加上诸如面神经监测、术中脑干诱发电位监测等技术的运用，前庭神经鞘瘤手术的全切除率和面神经、听神经的保留率都得到了显著提高。在处理肿瘤全切和神经保留等问题时，需要综合考虑各种因素，并进行慎重选择。然而，从最佳治疗角度来看，仍然应该争取实现肿瘤的完全切除，以避免肿瘤残留导致复发。

❼　颅咽管瘤怎么治疗？

针对颅咽管瘤的治疗，手术切除和放射治疗是根本方法。然而，为了确保手术成功，治疗过程中需要纠正水、电解质和内分泌紊乱等问题。如果手术不能完全切除颅咽管瘤，术后通常需要进行放射治疗。对于复发的颅咽管瘤而言，手术联合放疗是首选方法，一般不需要化疗。

❽　松果体区肿瘤怎么治疗？

松果体区肿瘤的治疗策略目前需要个体化。常见的治疗方案是通过神经内镜下进行术中活检，根据结果确定下一步的治疗措施，可能是开颅手术或者放化疗。然而，松果体区肿瘤的治疗过程中有3个问题需要考虑：第一，对于生殖细胞瘤来说，它对放化疗的敏感性很高，有时可以

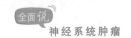

避免手术直接选择放化疗，但这需要在术前进行评估；第二，活检可能无法完全反映肿瘤的真实情况，因此有时需要进行开颅手术以获取可靠的诊断结果；第三，非生殖细胞瘤性的生殖细胞肿瘤或其他类型的松果体区肿瘤在确诊后通常需要手术切除，为避免进行两次手术，有时会考虑在初始就选择直接手术的方式。因此，术前评估和个体化治疗策略对于松果体区肿瘤的治疗至关重要。

⑨ 表皮样囊肿和皮样囊肿怎么治疗？

治疗颅内表皮样囊肿和皮样囊肿的原则通常是通过显微手术切除。全切除囊肿是首选，因为囊肿包膜是最活跃的生长部分。对于与周围组织粘连较轻的囊肿，通常可以实现全切除。然而，对于与血管或其他重要结构粘连较重的患者，许多专家主张采取较保守的治疗方式，允许部分囊肿壁保留，以避免损伤神经功能。这种情况下，患者的症状通常可以在术后获得缓解。进行手术时，需要清除囊肿内的内容物并避免溢出，同时要保护周围的脑组织。为了避免术后脑膜炎的发生，可使用生理盐水进行多次冲洗。近年来，神经内镜技术在国内的临床中心得到了广泛的应用和报道。这项技术通过辅助显微手术或全内镜手术的方式，成功地切除了许多囊肿。神经内镜技术能够显著减少手术中的盲区，并降低囊肿残留和对神经血管的牵拉，从而大大降低出现并发症的风险。特别是对于位于鞍区的皮样囊肿，神经内镜手术显示出了巨大的优势，并且具有广阔的应用前景。

⑩ 儿童神经肿瘤怎么治疗？

（1）儿童髓母细胞瘤怎么治疗

儿童髓母细胞瘤的治疗方式包括手术、化疗和放疗。手术是首选方法，目标是在安全范围内尽可能多地切除肿瘤。通过手术能帮助患者确诊、减轻颅内压力的增高，并改善生存治疗。在影像学诊断后，应尽早进行手术治疗，并在不影响功能的前提下尽可能多地切除肿瘤。

放射治疗是髓母细胞瘤治疗的重要组成部分。它可以控制残留的病变，并治疗扩散的病变。一般情况下，放疗包括对全脑和脊髓整个中枢神经轴的治疗。由患者的病情和分期决定具体的治疗时长。然而，由于放疗对快速发育的神经系统有严重的毒性作用，对于3岁以下的儿童或婴儿来说，应该避免或者延缓进行全脑全脊髓放疗。这个决策应由医生根据具体情况来做出。

化学治疗在髓母细胞瘤的治疗中占据重要地位，一般会在放疗中或放疗后进行。尤其是对于无法完全手术切除

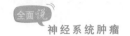

的高危髓母细胞瘤来说，医生会采用联合化疗和放疗的方案。具体的化疗方案会因患者的具体情况而有所调整。部分中医治疗或药物可以缓解症状，可以在正规医师指导下使用，但不应替代标准医疗的主要治疗手段。

（2）儿童颅咽管瘤怎么治疗？

目前，手术是治疗颅咽管瘤的主要方法。但对于最佳治疗方案还存在争议，主要有两种方案：一种是积极手术，努力达到完全切除肿瘤，但这可能增加损伤的风险，同时致死率和致残率也会增加；另一种是保守手术，只切除部分肿瘤，例如，通过穿刺置管来排空囊肿，然后采用放射治疗等综合方案对残留肿瘤进行治疗。需要强调的是，无论采取什么保守治疗方法，对于无法完全切除肿瘤的患者来说，肿瘤仍然有可能继续生长。因此，目前大部分专家建议进行积极手术，争取完全切除肿瘤，特别是对于儿童患者，预防肿瘤复发。

近年来，神经外科技术的显著进步大大减少了全切除手术的并发症，降低了致命风险，这使更多的患者有机会接受积极手术切除治疗。手术方式根据肿瘤位置、大小、形状、囊肿位置、钙化部位以及与脑功能区关系的不同而有所不同。通常可以分为两种入路方式：开颅手术和经鼻蝶手术。开颅手术通过切开头皮和颅骨进行手术，而经鼻蝶手术则通过鼻腔进行，手术后没有明显的伤口可见。一般来说，如果肿瘤主要在鞍内部位，可以选择经鼻蝶入路方式进行手术；但如果肿瘤向前后或侧方扩展过大，或者存在蝶鞍区异常等情况，就不适合采用这种手术方式。

放射治疗可以被应用于部分切除后的和复发的颅咽管瘤。它能够杀死肿瘤细胞或抑制肿瘤细胞生长，虽然无法预防肿瘤复发，但可以延长复发时间，进而延长患者的生存期。现代放疗技术经过不断的发展，具备更高的治疗精确性和适形性，减少了对肿瘤周围正常组织的电离辐射暴露，从而有效降低了远期放疗引起的并发症发生率。目前用于治疗颅咽管瘤的放疗技术包括立体定向放疗、调强放疗和质子束放疗。

立体定向放疗是一种精准定位肿瘤并进行放射治疗的方法，能有效减少对正常脑组织的辐射损伤。它通过固定患者头部并建立坐标系统，确定头部与肿瘤在该系统中的位置，实现治疗目标区域的精确定位；采用分割治疗方案，通常约分为30次，以最小化对正常组织的损伤。调强放疗是一种三维技术，能够精确定位和覆盖不规则形状的肿瘤，并强化瘤区的照射。它一般结合适形放疗或立体定向放疗，生成适合肿瘤形状的射束。质子束放疗适用于紧邻重要结构的肿瘤，利用带电粒子向肿瘤靶区输送高剂量

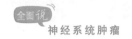

温馨提示

目前针对颅咽管瘤尚无特别有效药物，但向囊腔注入博来霉素或α-干扰素可能对囊性肿瘤有一定效果。替莫唑胺等化疗药物是否可治疗颅咽管瘤尚无定论。未来基因检测等技术的发展可能会给靶向药物治疗带来新方向。

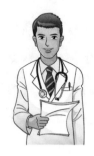

辐射，同时限制周围正常组织的散射剂量，以最大限度地保护周围组织并给肿瘤靶区提供高剂量辐射。

（3）儿童生殖细胞肿瘤怎么治疗？

生殖细胞肿瘤的治疗方法因肿瘤类型的不同而不同。整体而言，对于生殖细胞瘤，主要采用放疗和化疗进行治疗；对于畸胎瘤，主要通过手术切除来进行治疗；对于其他恶性非生殖细胞肿瘤（如胚胎癌、内胚窦瘤、绒毛膜上皮癌等），手术切除是必要的，术后可能会结合放化疗进行治疗。

生殖细胞瘤是一种对放射线敏感的肿瘤，可以通过放疗得到治愈。与正常脑组织相比，生殖细胞瘤对放射线的耐受能力较低，较低的剂量就能杀伤肿瘤细胞，这样可以减少对正常脑组织的损伤。放疗通常有两种方式：一种是普通放疗，另一种是立体定向放疗。根据肿瘤大小、位置以及是否有脑脊液播散等因素，放疗医生会综合考虑选择合适的放疗方式和照射范围，以最大限度地治疗肿瘤，同时减少对正常脑组织的损伤。

生殖细胞瘤对化疗敏感，可以与放疗联合使用来加强治疗效果，同时避免放疗引起的损伤。由于生殖细胞瘤的生长速率较高，常常采用联合用药的方式进行治疗。在选择药物时，医生会针对不同肿瘤细胞的增殖周期，选择周期特异性和非特异性药物，如CEB方案（卡铂、依托泊苷、平阳霉素）。然而，化疗无法完全治愈生殖细胞瘤，因为药物对静止期细胞的作用较小，导致单独使用化疗时复发率高。

畸胎瘤对放射线不敏感，主要治疗方法是手术。手术旨在在最大范围内切除肿瘤，术后可辅助化疗。常用的化疗药物包括依托泊苷和顺铂。

（4）儿童脑胶质瘤怎么治疗？

针对儿童胶质瘤的治疗，通常采用多模式治疗，包括手术、放疗和化疗。诊断儿童胶质瘤时，需要神经外科医生的进一步评估，并进行组织活检，以便进行确切的诊断。在手术中，应尽可能实现肉眼下的全切，因为这可以将远期并发症的风险降到最低，并且大多数病例可以实现

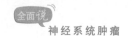

近乎全切。有时候，肿瘤无法完全切除，这是因为医生必须评估手术对神经功能损伤的风险，避免对重要的神经造成永久伤害，而且手术不能彻底去除所有散布在肿瘤边缘之外的细小肿瘤细胞，尤其是对位于大脑深处的肿瘤。比如，广泛浸润到脑干和视交叉区的胶质瘤，采取开放手术会增加不可逆的神经系统后遗症的风险。

为了更好地了解肿瘤的类型和特性，我们可以利用先进的技术，如MRI或CT引导下的立体定向活检，获取组织样本进行病理学检查。这样可以确切地诊断肿瘤，并制定出更精准的治疗方案。手术是一种重要的治疗方式，但它可能带来风险。特别是当肿瘤位于重要的脑功能区域时，手术可能导致长期神经功能损伤。当代手术显微镜可以更好地显示肿瘤与周围正常组织之间的分界线。这种技术提高了手术的安全性，降低了神经系统并发症的发生率。在手术过程中，医生可以使用视觉、听觉和体感诱发电位等神经生理监测技术，来避免对正常组织造成损伤。手术后的24~72h，一般建议进行影像学检查，最好使用MRI。这样能够准确确定肿瘤切除的范围。这些信息对于制订后续治疗计划（包括是否需要进一步进行手术）非常重要。

手术后是否需要进行放化疗取决于多个因素，包括肿瘤的组织学类型、化疗能否有效替代放疗以及患儿的年龄。针对3岁以下的儿童，考虑到严重的神经认知后遗症风险，通常不推荐进行放疗。如果选择进行放疗，需要考虑肿瘤的位置、分期、亚型、可能的扩散方式、是否存在有效的化疗方法以及患儿的年龄。放疗一般采用传统的外照射技术，也可以选择使用三维适形放疗等其他技术。虽然放疗是一种有效的辅助治疗方法，但是它可能会导致急性和远期的并发症，尤其是对于神经系统仍在发育中的婴幼儿。这些并发症可以分为3个阶段：急性反应、早期迟发性反应和晚期反应。

急性反应主要表现为头痛、恶心、嗜睡、局部神经功能障碍和发热；早期迟发性反应可能出现暂时性神经功能障碍、极度困倦和压力增加症状以及无症状的MRI影像出现增强；晚期反应表现为神经认知功能受损、社交和行为异常，还可能伴有听力障碍、视神经病变等。

为了减少放疗的远期并发症，有一些策略可以采用。第一，可以采用质子放疗技术，它能够更准确地聚焦治疗区域，最大限度地减轻对周围正常组织的损伤。质子放疗在减轻副作用、降低继发性恶性肿瘤风险方面，尤其是对年幼儿童，具有非常重要的作用。第二，化疗可以在不同类型和年龄段的肿瘤治疗中发挥重要作用。对于高级别星

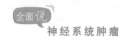

形细胞瘤，常常需要联合放化疗；对于低级别胶质瘤和视通路胶质瘤，化疗可以推迟或代替放疗，减少对儿童的远期毒性。第三，在颅神经肿瘤患儿生命垂危时，姑息治疗可以提高其生活质量。第四，临终关怀对于处理濒死颅神经肿瘤患儿的特殊照护问题以及为家属提供指导和安抚也非常重要。

（5）室管膜瘤怎么治疗？

针对儿童室管膜瘤的治疗，需要考虑孩子的年龄、肿瘤部位和类型等多个因素，制定个性化的治疗方案。

首先是手术切除和明确病理类型。手术是治疗这种瘤最关键的一步，通过手术可以最大限度地切除肿瘤，但有时可能无法完全切除；除了切除病变和减缓病情，手术还能确定病理类型，为后续治疗提供可靠依据。

其次是放疗。放疗使用高能X射线或其他射线来杀灭肿瘤细胞或阻止其生长。室管膜瘤对放疗较为敏感，对于WHO Ⅱ～Ⅲ级的室管膜瘤，在手术后辅以放疗可以延长生存期。对于出现脱落转移的情况，还需要进行全脊髓放疗。

最后是化疗。化疗通过使用药物，来阻止肿瘤细胞的生长。对于室管膜瘤，化疗的效果有限；但对于需要推迟放疗的年幼患者，可以考虑使用化疗；同时在复发时，化疗也可以短期内控制肿瘤的生长。

⑪ **老年神经肿瘤怎么治疗？**

老年神经肿瘤是指在老年人中发生的神经系统肿瘤。在治疗上，老年神经肿瘤的治疗原则与成人神经肿瘤基本相似。然而，随着年龄的增长，老年人的身体器官（包括心血管系统、呼吸系统、肾脏功能等）逐渐衰退。这种器官衰退导致老年人在手术前存在着一系列复杂的并发症，如高血压、糖尿病、心脏病、肺部疾病等。这些并发症增加了手术的风险和复杂性，使老年人比年轻人对手术的耐受性降低，手术后发生并发症（术后感染等）的概率和病死率也相对较高。此外，老年人的康复过程也较为缓慢。因此，老年神经肿瘤患者常常倾向于采取保守治疗策略。然而，只要没有绝对的手术禁忌证，手术治疗仍然是首选方法。同时，在具体情况下，医生可能会考虑采用放化疗、免疫治疗等综合治疗措施。

（1）什么样的老年神经肿瘤可保守治疗？

在一般情况下，对于全身情况稍差或者年龄较大的患者，可以选择部分切除以减轻压力；对于颅内压增高程度不明显的恶性肿瘤，尤其是复发肿瘤以及全身情况较差的患者，不应强行进行手术。在治疗这类患者时，目标是延

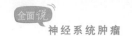

长寿命，可以选择放疗或化疗等方式。

（2）什么样的老年神经肿瘤应该手术治疗？

是选择手术还是其他治疗方法，对于老年神经肿瘤来说，重要的标准是患者术前全身功能状态，并结合肿瘤的性质和部位进行综合考虑。对于位于深部或重要生命中枢的良性肿瘤，医生需要权衡利弊，制定个体化的治疗方案。通常情况下，如果老年患者术前全身情况较好，医生会尽力全切肿瘤。尽管老年人对手术的耐受性较差，但只要没有绝对禁忌证，手术治疗仍然是治疗神经肿瘤的首选方法。

（3）老年神经肿瘤的预后如何？

老年神经肿瘤的预后取决于肿瘤的性质、病理类型、生长部位和患者身体状况等因素。一般而言，恶性神经肿瘤如胶质母细胞瘤、转移瘤等病程发展迅速，术后易复发，预后相对较差。相比之下，脑膜瘤、听神经瘤等多属于良性肿瘤，如果肿瘤能够完全切除，术后复发较少，预后较好。此外，即使是良性肿瘤，如果影响了大脑的重要部位，也可能带来严重后果。

（4）老年神经肿瘤可以中药治疗吗？

在老年神经肿瘤的治疗中，中医药主要用于改善患者的症状，提高生活质量，减少手术后并发症的发生，并预防肿瘤的复发和转移。中医治疗肿瘤通常采用汤剂，同时也包括针灸、推拿和饮食疗法等方法。然而，肿瘤患者一定要在正规医生的指导下合理正确地使用中药，不能滥用或过度依赖中药。

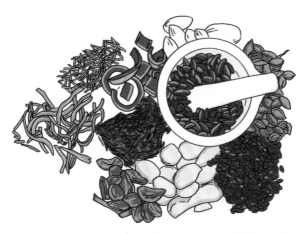

肿瘤患者一定要在正规医院医生的指导下，合理正确地使用中药

⑫　脊柱与椎管内肿瘤怎么治疗？

对于脊柱和椎管内的肿瘤，除非患者的整体健康状况差或者肿瘤已经广泛扩散，一般都建议尽早进行手术治疗。对于良性肿瘤，如果能够完全切除，通常神经功能可以完全恢复。一些边界清晰的髓内肿瘤如室管膜瘤和星形细胞瘤，也有可能完全切除肿瘤并保护脊髓功能。然而，一些恶性髓内肿瘤很难完全手术切除，对于这些情况，放射治疗是一种有效的辅助治疗方法。

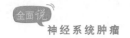

⑬ 脑转移瘤怎么治疗？

对于脑转移瘤，治疗方法包括手术治疗、全脑放疗、立体定向放射外科治疗、靶向治疗、化疗和免疫治疗。

（1）手术治疗

手术是治疗脑转移瘤的常用方法之一。对于肿瘤位置较浅、不在重要脑功能区，患者身体状况好且无其他严重疾病，同时伴有急性颅内压增高或者是刚刚诊断出脑转移瘤的患者，通常会选择手术切除单个病灶作为标准治疗方案。如果脑转移瘤只有一个且病情较好，原发肿瘤已经被切除，并且没有发现其他部位的转移，那么可以考虑进行肿瘤的切除手术。手术治疗通常包括肿瘤切除手术以及姑息性或减压手术。对于那些原发肿瘤尚未切除但具备手术条件，并且脑部症状较为严重且情况紧急的患者，可以优先进行脑转移瘤的切除手术，以缓解颅内压力高的症状。在颅内压力缓解后，再考虑进行原发部位肿瘤的手术切除。

（2）全脑放疗

对于脑转移癌患者，全脑放疗是一个适用的治疗方案。适合接受全脑放疗的患者：第一，对于脑转移病灶数量≥4个、肿瘤范围比较广、难以进行手术或者立体定向放射治疗的患者，全脑放疗是首选治疗方案；第二，一般情况较差、颅外病灶控制不佳或者颅内病情进展较快的患者，也适合考虑全脑放疗。根据美国国立综合综合癌症网络（National Comprehensive Cancer Network，NCCN）指南，对于多发性脑转移瘤（≥4个转移灶），标准的全脑放疗方案是每次治疗给予30Gy/10次分剂量或者37.5Gy/15次分剂量；对于一般情况较差的患者，可以考虑采用20Gy/5次分剂量的方案进行治疗。

（3）立体定向放射外科治疗

脑转移瘤患者适合采用立体定向放射外科治疗的情况有多种：首先，如果转移瘤的直径≥30mm，并且存在多发性转移灶，立体定向放射外科治疗是首选方法；其次，对于转移瘤直径≥30mm的单发或多发灶，先进行外科手术以解除占位效应，然后再进行立体定向放射外科治疗；此外，对于弥漫性转移瘤的患者，先行立体定向放射外科治疗，并辅以全脑放疗，可以获得更全面的治疗效果；最后，对于手术或放疗后出现复发的病例，一般会选择立体定向放射外科治疗作为再次治疗的选择。

（4）靶向治疗

如果能够在脑转移瘤患者的肿瘤细胞上找到可以治疗的特定目标，并且患者没有使用禁忌药物，那么选择使用适当的靶向药物进行治疗是可行的。靶向治疗分为两种类型：肿瘤细胞的靶向治疗和肿瘤血管的靶向治疗。肿瘤细

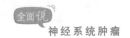

胞的靶向治疗利用肿瘤细胞表面的特殊标志物或受体作为目标，以选择性地干扰或抑制肿瘤细胞的生长和传播。而肿瘤血管的靶向治疗则作用于肿瘤周围新生血管内皮细胞表面的特殊标志物或受体，以达到抑制或干扰肿瘤血管的目的。通过在细胞分子水平上针对已知的致癌位点进行治疗，我们可以设计相应的药物。这些药物能够特异性地选择致癌位点，特异性杀灭肿瘤细胞，而不会影响周围正常组织细胞。目前越来越多的证据表明，靶向治疗和免疫治疗对于脑转移瘤的疗效是可行的。尤其是对于黑色素瘤、表皮生长因子受体（epidermal growth factor receptor，EGFR）基因突变的非小细胞肺癌、间变性淋巴瘤激酶（anaplastic lymphoma kinase，ALK）基因融合阳性的非小细胞肺癌、神经营养性酪氨酸激酶受体（NTRK）基因融合的脑转移瘤以及一小部分人类表皮生长因子变体2（HER2）阳性乳腺癌导致的脑转移瘤，这些治疗方法显示出了潜在的疗效。

⑭ 少见神经肿瘤怎么治疗？

（1）血管母细胞瘤怎么治疗？

血管母细胞瘤的治疗主要包括外科手术切除、放疗和靶向治疗。对于散发性、单病灶的血管母细胞瘤，外科手术切除是首选的治疗方法。对于VHL综合征患者和手术难度较大的患者，放疗也是常用的治疗手段。此外，抑制血管生成的靶向治疗药物也被探索作为潜在的治疗方式。

（2）中枢神经系统淋巴瘤怎么治疗？

中枢神经系统淋巴瘤呈现弥漫性分布，因此手术对其的治疗效果有限，通常只用于减轻因肿瘤导致的脑积水症状。然而，不同于其他脑部恶性肿瘤，中枢神经系统淋巴瘤对放疗和特定的化疗药物非常敏感。因此，放疗和化疗是其主要的临床治疗方法。其中，甲氨蝶呤是最有效的化疗药物之一，并被用作化疗方案的基础。目前，化疗联合放疗被认为比单独放疗更有效，并且可以显著延长患者的生存时间。但是，目前仍然没有达成共识的最佳治疗方案，因此患者可以考虑参加临床试验。

在临床治疗中，对于条件合适的患者，首选使用大剂量氨甲蝶呤进行治疗，在症状得到一定缓解后，医生会考虑进行下一步的巩固治疗。目前，巩固治疗的最佳方案以及效果还在不断地研究中，可以使用的方案包括化疗与自体干细胞移植相结合、低剂量的全脑放疗等。如果患者在经历评估后被判断不适宜进行高剂量化疗，则选择进行全脑放疗。此外，糖皮质激素对这种肿瘤细胞也有很好的杀灭效果，只是这种效果持续时间短，难以长期控制肿瘤，

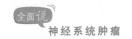

在一些合适的情况也会使用它。

当然，实际中采取的治疗方案是因人而异的，在确定治疗方案之前，医生都会依据相关标准对患者进行多方面评估，以确定病变范围，并尽可能了解更多和治疗方案选择相关的信息，力求为患者选择最佳的治疗方案。

（3）颅内脂肪瘤怎么治疗？

颅内脂肪瘤是一种良性肿瘤，约一半的患者是没有任何症状。对于无症状的患者，一般不需要治疗，但也不能完全忽视肿瘤的存在。建议患者在医生的指导下，根据肿瘤情况定期进行复诊；对于有癫痫症状的患者，首选的治疗方式是使用抗癫痫药物。对于少数症状较为严重的患者，比如因脂肪瘤的存在引起梗阻性脑积水，或因鞍区脂肪瘤的压迫造成视力、视野受损，神经外科医生可能会建议进行手术，切除病灶。然而，手术不需要追求肿瘤的完全切除，次全切除通常能够有效治疗，并且避免手术可能带来的风险和损伤。对于那些不需要特殊治疗的患者来说，他们的日常生活和预期寿命通常不会受到太大影响；而对于需要接受手术治疗的患者来说，次全切除手术的成功率很高。根据以往的研究报道，次全切除手术可以很好地控制症状，长期随访也没有发现明显的复发和神经功能损伤。

（4）颈静脉球瘤怎么治疗？

颈静脉球瘤的治疗方法包括手术切除、血管栓塞治疗、放射治疗和立体定向放射外科治疗。

手术切除是目前主要的治疗方法，在显微镜下进行手术，可以完整切除肿瘤。手术可能会有一些并发症的风险，如颅神经损伤、脑脊液漏、颅内感染和出血等，但医生会采取相应措施（术中电生理监测、术前血管栓塞）减少风险。

血管栓塞通常作为手术的辅助治疗，于术前1~3天进行，可以减少出血、缩短手术时间并提高切除成功率。

放射治疗通过使肿瘤血管纤维化和闭塞来控制肿瘤生长。长期接受放疗可能存在颞骨坏死、脑损伤和恶变的风险，因此目前放疗仅限于特定情况下的辅助治疗，如病变广泛且有症状但无法耐受手术的体弱者、老年人、巨大肿瘤次全切患者。

立体定向放射外科治疗（伽马刀治疗）可以精确定位并杀灭肿瘤细胞，减少对周围组织的影响。这种治疗方法正在逐步发展和应用中。

（5）蛛网膜囊肿怎么治疗？

针对不同年龄和症状的患者，医生会采用不同的诊疗策略。对于成年人中偶然发现且没有症状的蛛网膜囊肿，

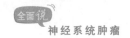
无论囊肿有多大、位置在哪，通常不需要进行治疗。但是，一般建议每隔6～8个月进行一次影像学随访，以监测囊肿的进展。如果蛛网膜囊肿进展较快，医生会考虑手术治疗。如果患者出现囊肿破裂、囊内出血或硬膜下出血，通常需要立即进行手术。如果患者同时患有癫痫，医生通常会给予口服抗癫痫药物治疗。此外，儿童患者因颅骨和神经系统仍在发育过程中，囊肿占位可能对他们之后的发育产生较大影响，因此需要进行严密的随访监测。

蛛网膜囊肿不是肿瘤，手术的目的是减轻囊肿对周围组织的压力，降低颅内压力，术后不需要进行化疗或放疗。手术适应证有颅内压增高、囊内出血或硬膜下出血、明显受压症状、囊肿导致神经功能缺失（如说话困难、肢体瘫痪等）、严重癫痫无效药物治疗、囊肿增大、梗阻性症状、年龄较小且囊肿较大等情况。手术方法包括通过钻孔或针刺抽吸囊液使囊肿变小，囊肿分流手术将囊液引流到硬膜下腔或腹腔以减轻囊肿压力，囊肿切除手术通过开颅、内镜或激光等方法切除囊肿。研究显示，囊肿—腹腔分流术在囊肿消失率和缩小比例上表现最好，但是术后5年，囊肿分流手术和囊肿切除手术对生活质量的影响没有明显差异。

（6）脊索瘤怎么治疗？

在治疗前，首先需要确诊脊索瘤。通过活检可以确定肿瘤类型，为了确保不造成肿瘤细胞的播散，活检过程应该尽量小心谨慎进行。颈部、颅底的肿瘤活检方案可能会比较困难，因此在这些情况下可以不进行活检。

手术切除是治疗脊索瘤的首选方法。尽可能进行完整切除肿瘤，以避免肿瘤细胞扩散。然而，由于脊索瘤生长缓慢且症状不明显，因此大多数人在确诊时肿瘤已经较大（可能有3～10cm），只有不到50%的患者可以完全切除肿瘤。另外，大的脊索瘤更容易侵犯周围的重要结构，这是治疗中需要考虑的重要因素。当脊索瘤侵犯脊柱时，需要考虑术后脊柱的承重能力。手术过程中要尽量保护脊柱的结构和功能，以维持患者的脊柱稳定性和正常活动能力。当脊索瘤侵犯骶神经丛时，需要考虑骶神经对膀胱、胃肠道功能的影响。手术中要注意保护骶神经丛，避免损伤和影响其正常功能。而对于颅内的脊索瘤，更需要保护颅内重要结构，如脑组织、神经根等。手术过程中要尽可能避免对这些结构的进一步损伤，以维持颅内的正常功能和神经系统的稳定性。最佳的治疗选择是在保护神经功能的前提下尽可能实现完整切除肿瘤，以获得最好的治疗效果和预后。

对于无法进行手术全切的脊索瘤患者，放射治疗可以作为一种有效的辅助治疗方式来消灭残留的肿瘤组织。放

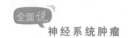

疗的剂量根据肿瘤受累的部位来确定，因为不同的组织对放射治疗的耐受性是不同的。然而，需要明确的是，放疗通常作为手术后的辅助治疗，而不是单独应用的治疗方式。研究显示，单独使用放疗来治疗脊索瘤的5年控制率只有10%～40%。因此，放射治疗通常与手术结合使用，以增加治疗的效果和控制肿瘤的复发。

除了传统的放疗，重离子放疗也可以用来减少放射治疗对相邻正常组织的损伤，如质子放疗或碳离子放疗，可以更精确地聚焦在肿瘤病灶上，从而减少对周围健康组织的损伤。目前，在国内能够进行重离子放疗的医疗单位相对有限，因为设备和配套设施相对昂贵，所以这种治疗的可用性受到医疗资源和经济的限制。

除了手术和放疗，化疗、靶向治疗和免疫治疗是脊索瘤领域正在积极研究和开发的其他治疗方法。传统化疗药物如顺铂、替莫唑胺和伊立替康等，在治疗脊索瘤方面的疗效较差。靶向治疗和免疫治疗在脊索瘤领域大多仍处于Ⅱ期临床试验阶段。

（7）三叉神经鞘瘤怎么治疗？

对于有症状的三叉神经鞘瘤患者，手术切除是首选治疗方法。手术的目标是在不损伤神经功能的前提下，尽可能完全切除肿瘤。手术入路的选择应以肿瘤的位置和大小为依据，以达到最大范围的安全切除。对于较大范围的肿瘤，如哑铃形，手术切除需要采用联合多种入路的方式，进行分期切除，以达到彻底切除肿瘤的目的。

对于尺寸较小的三叉神经鞘瘤，放射治疗采用伽马刀可以达到长期有效的控制效果。特别是对于无症状的患者，如果患者对缓解症状的需求并不迫切，或者拒绝手术治疗，可以考虑采用放射治疗来替代手术治疗。此外，手术治疗后，放疗可以作为辅助治疗方法。在手术条件不理想或复发的情况下，放疗可以为患者提供一种有效的治疗选择。

（8）中枢神经细胞瘤怎么治疗？

手术治疗是中枢神经细胞瘤的首选治疗方法。它可以通过开颅手术来切除肿瘤病灶，同时也可以采取针对脑积水的分流术来改善颅内压力。此外，放疗和化疗也常被用作中枢神经细胞瘤的辅助治疗方法。

医生通常根据中枢神经细胞瘤瘤体位置选择开颅手术入路，选择合适的入路有助于提供最佳的视野和操作效果。对于术后脑积水无法缓解的患者，可以进行侧脑室腹腔分流术。通过分流术可以解决术后脑积水问题，从而缓解颅内高压。中枢神经细胞瘤对放疗敏感，因此术后需要进行放疗治疗。放疗的方法可以采用立体定向放射治疗和

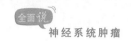

常规放射治疗。化疗在中枢神经细胞瘤的治疗中作为辅助治疗，主要用于预防肿瘤的扩散。

（9）颅内畸胎瘤怎么治疗？

颅内畸胎瘤是一种良性肿瘤，治疗的主要方法是通过手术切除。如果畸胎瘤发生恶变，则需要术后进行放化疗。虽然成功切除肿瘤后，畸胎瘤复发的机会很低，过去认为良性畸胎瘤手术后不需要进一步治疗。但基于大量临床病例的经验表明，医生的经验在诊断畸胎瘤时起着重要作用。如果在手术过程中发现肿瘤具有未成熟畸胎瘤的特征，也需要进行术后放化疗。

（10）下丘脑错构瘤怎么治疗？

下丘脑错构瘤的治疗方法多样，药物治疗和手术治疗是主要选择。在癫痫治疗方面，药物无法直接治愈下丘脑错构瘤引起的痴笑样癫痫，但手术切除错构瘤后，抗癫痫药物可以有效控制癫痫发作。对于性早熟，可通过注射GnRH类似物进行治疗，它虽然有一定的疗效，但进口药物费用昂贵，需要长期治疗。除了药物治疗，手术治疗也是重要方法。开颅手术可以减少或完全治愈痴笑样癫痫及其他类型癫痫，并帮助患儿的激素水平恢复正常。

此外，内镜手术和立体定向脑电图（stereoelectroencephalography，SEEG）微创毁损术是越来越受关注的治疗方式。内镜治疗具有创伤小、恢复快、并发症少的特点。与开颅手术相比,内镜手术对于无柄型的突入第三脑室的下丘脑错构瘤更为适宜,研究发现,术后癫痫缓解率为70%。另外,SEEG微创毁损术也是一种重要选择,通过机器人辅助,将电极精确放置在病变部位,一方面能记录下丘脑错构瘤内神经元放电情况,以确认其引起癫痫的原因;另一方面,还能对病灶进行毁损,据报道,治愈率约为70%,避免了开颅手术可能带来的一系列并发症。伽马刀治疗和迷走神经电刺激术作为新兴治疗方法,尚需进一步研究证实其有效性。

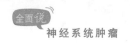

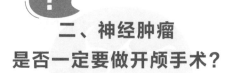

二、神经肿瘤
是否一定要做开颅手术？

治疗神经肿瘤时，并非所有情况都需要进行开颅手术。实际上，治疗方法会根据肿瘤的类型、位置、大小以及患者整体状况的不同而有所不同。

对于一些较小且位于脑表面的神经肿瘤，患者有其他不会造成太大伤害的治疗选择。这些选择包括放疗、化疗或射频消融等方法。放疗利用外部能量如X射线或质子束，照射到肿瘤区域，以杀灭或控制肿瘤的生长；化疗则使用药物来攻击和抑制肿瘤细胞的增长；射频消融利用高频电流或热能来摧毁肿瘤组织。它们可以利用外部能量或药物来摧毁或控制肿瘤，而无须进行开颅手术。

总之，治疗神经肿瘤时，医生需要综合考虑肿瘤的特征、患者的健康状况和患者的个人意愿，为患者制定最合适的治疗方案。

目前，在处理胶质瘤时，开颅手术是必需的。如果肿

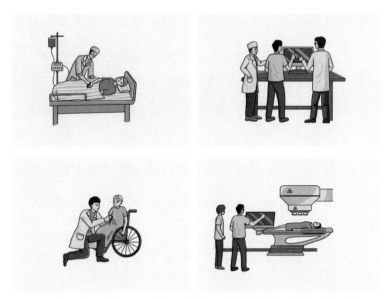

治疗方法会根据肿瘤的类型、位置、大小以及患者整体状况的不同而有所不同

瘤体积较大或位于较深的部位，切口可能会相应扩大。然而，在手术过程中，医生会尽力缩小切口，以减少对正常组织的损伤，同时确保手术的正常进行。这是所有医生和手术团队共同坚持的理念。尽管患者及其家属都期望不用开颅手术就能切除肿瘤，但目前来看，还无法实现这样的治疗方式。

医生会根据肿瘤的位置和大小，制定脑膜瘤的手术治疗方案。如果脑膜瘤较小，可以选择微创手术而不需要开颅。例如，对于位于前颅底的小脑膜瘤，可以通过经眉弓切口进行切除；或者对于位于鞍区的脑膜瘤，可以通过经

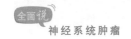

鼻蝶窦镜入路进行切除。然而，如果脑膜瘤较大或位置较为特殊，建议进行开颅手术，并运用导航技术来深入切除肿瘤。在手术过程中，医生可能会采用不同的体位，如侧卧位或仰卧位；同时，还需要清除受脑膜瘤侵犯的硬脑膜，并在必要时移除遭到肿瘤侵袭的颅骨，以防术后复发。松果体区肿瘤通常采用神经内镜下第三脑室底造瘘术加肿瘤组织活检术，术后根据组织病理学结果确定下一步治疗方案：开颅手术或者放化疗。

对于大多数室管膜瘤，医生常采用手术和术后辅助放疗的组合治疗，来达到治愈的目的。手术的目标是在不引起神经功能损伤的情况下，尽可能完全切除肿瘤。然而，有些肿瘤可能无法完全切除，因此在术后需要进行腰部穿刺，检测脑脊液样本是否有阳性结果。若有阳性结果，则需要进一步治疗。

如果垂体瘤引起明显症状和占位效应，医生需要根据肿瘤的性质采取不同的手术方式进行治疗。这些方式包括微创手术、开颅手术和开颅联合微创手术。微创手术通过小切口和内窥镜等工具进行操作，以最小化创伤和损伤，常被用于一些较小且位于较浅部位的垂体瘤。开颅手术需要将颅骨切开，以便直接接触和切除垂体瘤。这种手术常被用于较大或较深的垂体瘤，或者需要更精确切除的情况。开颅联合微创手术结合了开颅手术和微创手术的特点，既可以充分利用微创手术的优势，又可以在需要时通过开颅手术进行更彻底的肿瘤切除。医生会根据垂体瘤的特点和患者的状况来，选择最合适的手术方式。

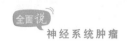

三、神经肿瘤术后，
为什么还要放疗和化疗？

对于侵袭能力较强的低级别和高级别神经肿瘤，术后进行适当的辅助放疗（放射治疗）和化疗（药物治疗）可以延缓肿瘤的复发和进展，延长患者的无进展生存期。而对于侵袭能力较弱的低级别神经肿瘤，是否需要早期进行放化疗仍存在争议。这需要咨询医生，根据具体情况权衡利弊。

虽然理论上胶质瘤的复发和进展与放化疗有关，但目前仍需要进一步的临床研究数据加以支持。因此，具体是否需要放化疗，医生还是需要根据每位患者的病情做出判断。

对于颅咽管瘤的治疗，主要采用手术切除和放射治疗。如果手术无法完全切除肿瘤，通常会考虑接受放射治疗来控制肿瘤的生长。而在复发的情况下，手术和放射治疗仍然是首选的治疗方法，通常不需要化疗。

　　生殖细胞瘤对放射治疗和化学治疗非常敏感。在某些情况下，可以选择进行"诊断性放化疗"，即通过观察放化疗后肿瘤的变化来避免不必要的手术。然而，现在欧美国家不推荐广泛采用这种方法，因为它只适用于少数特定情况，而且存在治疗诊断的复杂性等实际问题。在采用这个方法之前，医生必须确保患者适合接受治疗，并提前告知患者及其家人有关此方法的信息。

　　对于非生殖细胞瘤性生殖细胞肿瘤，放疗对其并不敏感，因此需要综合治疗，包括放疗、化疗和手术。对于畸胎瘤，首选的治疗方法是完全切除手术，而其他非生殖细胞瘤性生殖细胞肿瘤通常采用"术前新辅助化疗+放疗+二期探查手术"的治疗方案。新辅助放化疗方案目前仍在临床试验阶段。如果治疗后仍存在残余肿瘤，可能需要进行手术切除。

　　放射治疗和化学治疗可能会引起一些不良反应。例如，放射治疗可能导致智力下降和生长受阻，而化学治疗的常见不良反应包括骨髓抑制（影响血细胞生成）、胃肠道问题、肝脏损伤和心脏问题等。但是，考虑到肿瘤对生命的威胁，有时候接受这些治疗的副作用是值得的。通过科学规划放化疗方案，并结合其他治疗方法进行个体化治疗，可以有效减轻放化疗引起的不良反应。医生会根据患者的具体情况和肿瘤类型来制定最优的治疗方案，以最大限度地控制肿瘤并减少副作用的发生。重要的是，在治疗过程中，患者要与医生密切合作，如有任何不适或副作用及时寻求医生的支持和帮助。

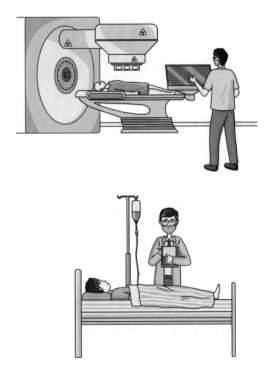

是否进行放化疗，医生需要根据患者的病情作出判断

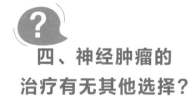

四、神经肿瘤的
治疗有无其他选择？

◎ 神经肿瘤的基因治疗

1　什么是基因治疗？

基因治疗是一种利用特殊方法将"治疗用的基因"传送到人体细胞中，通过修复功能或阻断致病基因来治疗疾病的方法。基因治疗主要针对患病器官细胞，确保安全性并避免非自然基因的遗传影响。

2　哪种神经肿瘤适合基因治疗？

对于神经肿瘤的治疗，基因治疗是一种可选择的方法。基因治疗适用于手术和放化疗效果不佳的神经肿瘤，尤其是恶性程度较高的胶质母细胞瘤，如胶质瘤中恶性程度最高的胶质母细胞瘤。原因主要有：①尽管目前针对胶

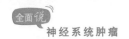

质母细胞瘤的手术、放疗及化疗有一定程度的发展，总体治疗效果仍然较差，中位生存期仍然不到15个月；②脑组织特殊的血—脑脊液屏障结构，使很多治疗药物无法有效传递至脑组织内。

③ 基因治疗的方法有哪些？

目前有两种基因治疗方法：体外治疗和体内治疗。体外治疗是将基因载体导入细胞外，扩增后再回输到人体内；而体内治疗是将基因直接装配到载体中，然后导入人体内部。体外治疗操作相对简单且安全，但适用范围有限；体内治疗更加精确，但技术要求较高，操作难度大，也存在安全性方面的争议。

基因治疗的临床试验分为3个阶段。

Ⅰ期 〉 研究药物的安全性和人体代谢途径的阶段

Ⅱ期 〉 初步评价治疗效果和安全性的阶段

Ⅲ期 〉 扩大样本量，进一步评估安全性和治疗效果的阶段

　　只有完成了三期临床试验，药物才能上市。目前基因治疗只是被证明是安全的，尚未确定其治疗效果，仍需要进一步研究。目前基因治疗尚未上市，只能在临床试验中使用。虽然基因治疗是一种有潜力的治疗方法，但在选择时需要综合考虑病情、患者条件和医生建议。

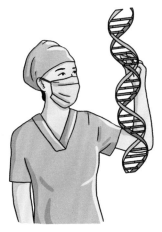

基因治疗是一种有潜力的神经肿瘤治疗方法，
目前只能在临床试验中使用

④　目前神经肿瘤基因治疗的进展如何？

　　基因治疗在胶质瘤方面取得了一定的进展，许多治疗方案已在动物实验中取得了满意的效果，一些治疗方法也已进入临床试验阶段。其中，Ⅰ期临床试验已经证明了安全性，但Ⅱ期和Ⅲ期临床试验尚未达到理想的治疗效果，离真正的临床应用还有一段距离。

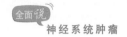

◎ **胶质瘤的基因治疗**

目前，胶质瘤的基因治疗方法主要有3种：病毒基因治疗、干细胞基因治疗和纳米技术基因治疗。

1 **胶质瘤的病毒基因治疗**

胶质瘤的病毒基因治疗利用病毒运送特定基因进入脑组织，以实现治疗效果。

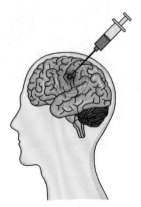

病毒基因治疗利用病毒运送特定基因进入病
变脑组织，以实现治疗效果

（1）病毒基因治疗的方法

①自杀基因治疗：通过将特定基因导入胶质瘤细胞，使其进入"自杀"状态。这种方法通过引入能使细胞发生自毁的基因，使胶质瘤细胞自我消灭。

②抑癌基因治疗：由于胶质瘤细胞常常缺乏抑癌基因的功能，通过导入抑癌基因可以修复细胞的抑癌作用，从而抑制胶质瘤的生长和扩散。

③免疫调节基因治疗：胶质瘤常常会逃避免疫系统的攻击，通过导入免疫调节基因，可以增强免疫细胞的功能，使它们能够特异性地杀伤胶质瘤细胞。

④抑制血管生成基因治疗：胶质瘤具有高度血管化的特点，血液为肿瘤的生长和扩散提供了充足的营养。通过导入抑制血管生成的基因，可以阻断肿瘤血管的形成，从而限制胶质瘤的生长。胶质瘤，尤其是胶质母细胞瘤，在所有肿瘤中具有最高程度的血管化，血管中的血液循环为胶质瘤提供了充足的营养。因此，抑制肿瘤的血管生成成为控制胶质瘤生长的热点治疗方法之一。

这些病毒基因治疗方法针对不同的治疗目标，在胶质瘤治疗中显示出潜在的效果。然而，目前这些治疗方法还处于研究阶段，需要进一步的实验和临床研究来确定其安全性和有效性。

（2）病毒基因治疗的优缺点

优点　病毒是目前用于基因转移的最有效载体系统，具备良好的实用性。通过基因工程修改，可以增强病毒的特异性和感染效率。此外，病毒基因治疗还能激活细胞免疫反应，通过细胞溶解效应直接杀伤受感染的胶质瘤细胞

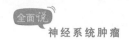

病毒基因治疗在肿瘤中的扩散和持久存在方面存在一些困难，需要进一步改进靶向性。此外，病毒基因治疗还面临着安全性方面的挑战，可能引发不良反应或病毒复制过程中的风险。总体而言，病毒基因治疗的优势在目前来看相对突出，因此仍然是胶质瘤基因治疗的主要选择之一

（3）病毒基因治疗是否会引发生化危机？

目前使用的病毒基因治疗载体经过了严格的安全性检测，确保在使用之前是安全可靠的。在病毒基因治疗应用到人体之前，还会进行多道检查，层层筛选，以确保治疗的安全性。

当然，偶尔会出现一些低概率的突变，可能导致出现一些副作用。但是，要达到那种像生化危机电影中那样的极端情况，几乎是不可能的。

❷ 胶质瘤的干细胞基因治疗

干细胞具备一种能够趋向肿瘤的特性，尽管具体机制还尚未完全明确。通过将一些具有治疗效果的基因导入干细胞，然后将其引导至肿瘤细胞，可以实现治疗作用。目前，动物实验的结果表明，这种方法效果良好。在临床试验方面，使用神经干细胞作为携带基因的载体治疗复发胶质瘤的初期试验（Ⅰ期临床试验），已经展开。目前可用的干细胞包括神经干细胞、间充质干细胞和胚胎干细胞等。

（1）干细胞基因治疗的优缺点是什么？

优点 > ①干细胞可以有选择地靶向胶质瘤细胞，即使经过外周血注射，它们也能穿过血—脑脊液屏障，找到并针对胶质瘤细胞；②干细胞有较强的迁移能力，可以渗透到胶质瘤实质中，甚至到达血供较差的区域和肿瘤边界

缺点 > ①基因被转染到干细胞中后，会迅速表达，因此一些治疗基因（如自杀基因）在干细胞到达肿瘤之前，已诱导干细胞死亡；②目前，荷载干细胞到达肿瘤的效率仍然较低，例如，只有大约2%的干细胞在静脉注射后能够到达肿瘤

（2）干细胞基因治疗的前景如何呢？

获取自体神经干细胞相对较为困难，但相对而言，获取自体的间充质干细胞比较容易。然而，目前动物实验显示，神经干细胞治疗的效果稍微优于间充质干细胞。由于胚胎干细胞涉及复杂的伦理问题，预计其应用将比较有限。

然而，随着分子生物学和载体技术的进一步发展，干细胞携带基因治疗仍然具备广阔的前景。这意味着科学家可以利用新的科学技术，将特定基因植入干细胞，使其具有特殊的治疗功能。这一发展将为疾病治疗提供更多的可能性，并带来更好的治疗效果。

虽然干细胞基因治疗目前还面临一些挑战和限制，但科学家对这一领域的研究不断取得新进展，相信将来会有更多的创新和突破。所以，大家可以对干细胞基因治疗的

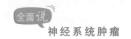

前景抱有乐观的态度。

（3）干细胞会不会转化成肿瘤细胞？

干细胞具有多向分化的潜力，从理论上讲，确实存在这种可能。然而，到目前为止，科学家已经进行了10多年的干细胞治疗实验，在动物模型中治疗胶质瘤的情况下，目前尚未观察到干细胞向肿瘤方向转变的现象。但在真正实施治疗时，我们仍然需要注意安全性。为了确保安全，必须采取措施，在干细胞发挥治疗作用后，及时清除掉这些细胞，以避免任何不良的转化事件。

❸ 胶质瘤的纳米技术基因治疗

由于大脑内存在着血—脑脊液屏障和脑—脑脊液屏障等微小的生理结构，分子量较大的药物通常不能轻松进入脑内，也不能到达胶质瘤组织发挥作用。一般来说，进入大脑的药物需要穿越血—脑脊液屏障，其分子直径不能超过100nm。

纳米技术是指使用纳米级别尺寸的材料，将目的基因植入肿瘤细胞。目前，纳米技术中所涉及的材料主要包括脂质体、阳离子聚合物、纳米粒子等。这些纳米材料具有非常小的体积，能够通过血—脑脊液屏障并进入脑内，达到胶质瘤组织。纳米材料内载有目标基因，它们可以针对肿瘤细胞进行定向传递，以实现基因治疗的效果。

在纳米技术的加持下，治疗基因得以高效、准确地到达肿瘤细胞并发挥治疗作用。这为胶质瘤的治疗提供了新的途径和希望。

（1）纳米技术基因治疗的优缺点有哪些？

优点：①纳米材料是人工制备的，具有小尺寸、结构优化、可精确修饰、低毒性等特点；②在理论上，纳米材料可以作为载体携带任意大小的脱氧核糖核酸（deoxyribonucleic acid，DNA），也可以与各种质粒和寡核苷酸结合；③纳米材料主要由聚合物构成，易于降解，通常不会引起针对载体的免疫反应；④可以通过荧光或磁共振等方法追踪载体的核心部分，比追踪病毒或干细胞的工作量少很多。

缺点：①纳米材料没有主动迁移的能力，相对于病毒和干细胞等具有神经或细胞趋向性的载体来说，纳米材料的定位能力较弱；②纳米材料在肿瘤组织中的分布不如干细胞和病毒等载体广泛，且疗效的持续性差。

（2）纳米技术基因治疗涉及的载体有哪些？

①脂质体：它们是一种封闭式的粒子，拥有双层磷脂质膜。科学家可以人工设计一种叫作脂质体复合物的结构，用来包裹DNA，并将其转染到细胞中。虽然转染效率

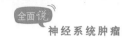

相对较低，也只能短暂地表达目标基因，且靶向性有限，但脂质体基因治疗的安全性较高，使用起来也比较简便。目前，脂质体已经进入了临床试验的初期阶段。

②阳离子聚合物：DNA带有负电荷，而阳离子聚合物具有正电荷。科学家可以利用这些正电荷结合DNA，形成一个复合体，然后将其用于细胞转染。

③纳米粒子：它们通常是一种直径为20～50nm的微粒。这些微粒可以自行穿过血管，并被细胞吞入。纳米粒子由一个内芯和一个具有功能的外表面组成。内芯通常与荧光染料或铁等结合，可以通过磁共振或其他影像系统进行追踪；而外表面则可以通过各种修饰来增强其功能，如DNA结合、粒子扩散作用、穿胞能力等。

这些纳米技术基因治疗载体各有特点，可以在基因治疗过程中发挥重要的作用，为疾病治疗提供新的可能性和可行性。相信随着科学技术的不断进步，纳米基因治疗还将有更多的创新和突破。

（3）纳米技术基因治疗的前景如何？

纳米材料完全由人工合成，具有极高的可塑性，可以根据需求进行任意修饰，以实现所需的功能。同时，纳米材料无毒性，相对于病毒和干细胞，使用纳米技术更能增加人们对治疗安全性的信心。

然而，在使纳米材料具有像病毒或干细胞那样的神经肿瘤趋化能力方面，还有很长的路要走。实际上，这几乎需要从零开始研究和发展。这是限制纳米技术基因治疗在临床应用中发展的一个重大瓶颈。但随着未来科技的进步和对材料特性的深入研究，纳米技术基因治疗仍然有着广阔的前景。我们有理由相信，随着科学的持续发展，科学家将能够克服困难，进一步完善纳米技术基因治疗，为疾病治疗带来更多的机会和希望。

◎ 基因治疗会慢慢正式走上胶质瘤治疗的舞台吗？

基因治疗是一种全新的治疗理念，虽然它出现不过10年时间，但已经取得了巨大的发展。通过Ⅰ期临床试验的验证，基因治疗已被证明是安全可行的。随着医学科学家对胶质瘤的分子机制进行更深入的研究，并且载体技术的不断进步，基因治疗正朝着正式走上胶质瘤治疗舞台的方向迈进。我们有理由相信，在不久的将来，基因治疗将成为胶质瘤治疗的重要手段，并且能够实现每个病患个体化的治疗方法。

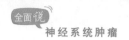

？
五、国内外治疗神经肿瘤的
方法有无差异？

目前在神经肿瘤的治疗方法上，国内和欧美等国家的主流方案是一致的。胶质瘤的治疗都是在手术的基础上，辅助放疗及化疗。但是过去，使用的药物不同，国内很少采用美国常用的甲基苄肼、洛莫司汀和长春新碱（PCV方案）和卡莫司汀晶片（BCNU wafer）进行化疗。相反，国内更常用的药物包括尼莫司汀、卡莫司汀、依托泊苷和替尼泊苷等。但自从替莫唑胺成为一线化疗药物后，再结合针对复发的靶向治疗，国内的治疗程序与国外并没有太大的差异。

总的来说，无论是国内还是国外，对于神经肿瘤的治疗方案是基本一致的，只是在具体的药物选择上有一些差异。随着科学的不断进步，我们相信神经肿瘤的治疗也会得到更多的突破和改进。

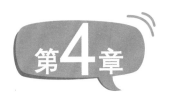

第4章

细*说*神经肿瘤的术后康复

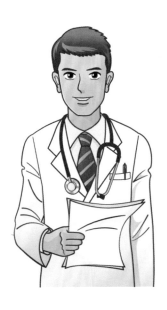

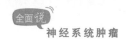

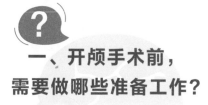

一、开颅手术前，
需要做哪些准备工作？

❶ 详细的评估和诊断

在决定进行开颅手术之前，医生会对患者进行详细的评估和诊断，包括身体检查、了解病史以及进行影像学检查（如MRI、CT扫描）等。这些评估的目的是确定手术是否必要和可行。

❷ 患者教育和知情同意

医生会向患者或患者家属提供相关手术信息，并解释手术的目的、过程、风险和可能的并发症。患者和医生将一起讨论并签署知情同意书，以确保患者充分了解手术并同意进行。

③　手术前的检查

手术前，通常需要进行一些预先的检查，如血液检查、心电图和肺功能检查等，以确保患者的身体状况适合手术。这些检查有助于医生评估患者的整体健康状况，以确保手术过程的安全性。

④　确认女性患者的月经情况

医生一般会避免在月经期间进行开颅手术，因为在月经期间，女性的凝血功能较弱，易出血；免疫功能也较低，易感染。此外，由于月经期女性的心理状态不稳定，手术时更容易出现并发症。除非紧急情况，医生通常不会选择在月经期进行手术。

⑤　患者体温检查

患者体温超过37.5℃时，一般会暂停手术；对于病情较严重需要紧急手术的患者，则会根据具体病情来决定是否进行手术。

⑥　术区备皮（剃头）

头发容易滋生细菌和污垢，因此剃头可以提供一个更干净的手术区域。医生会根据手术部位、肿瘤大小和患者

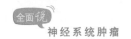

个人情况来决定剃头的范围。剃头的目的是确保手术区域的清洁和预防感染，保障手术的成功和患者的安全。

⑦ 禁食禁水

开颅手术需要全麻，全麻诱导后患者会失去意识，咽喉反射也会消失，如果消化道的内容物误入呼吸道，可能会导致误吸并造成严重后果。为了避免这种风险，开颅手术前患者需要禁食和禁水。

⑧ 患者及家属的心理疏导与支持

开颅手术前要缓解患者的焦虑情绪。开颅手术前，患者常会感到恐惧和焦虑，而这些情绪可能对手术和术后恢复产生不利影响。家属可以与患者多交流，进行情感疏导，并给予安慰和支持。在手术前的夜晚，可以留意患者的情绪变化，并适度给予心理安慰。根据医生的建议，患者也可以使用少量的镇静药物来保证充足的睡眠。

⑨ 备血及互助献血

开颅手术前进行备血是为了做好应对手术期间可能出现的大出血情况的准备工作。需要指出的是，并不是所有的开颅手术都需要输血。互助献血是指在预定手术前，患者自身储备一定数量的血液，并鼓励家庭成员、亲友、单位同事或社会成员也参与互助献血行动，为患者提供血液支持。这种做法有助于解决一些地区血液库存不足的问题，保证患者在手术时有足够的血液供应。同时，互助献血也鼓励公民有意识地无偿献血，为社会公益事业作出贡献。

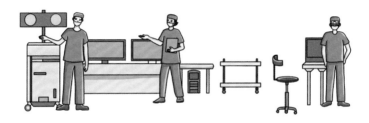

开颅手术前，医生会对患者进行详细的评估并进行术前准备

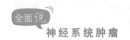

❓ 二、开颅手术后，有哪些常见的症状？

① 开颅术后可能会出现发热

开颅术后发热可能因为颅内血液的吸收，或者颅内感染有关。如果患者出现术后发热，请配合医生接受相应的检查和治疗，有时可能需要在床旁接受腰椎穿刺术。虽然腰椎穿刺术会给患者带来一些不适，但是多数情况下，它对于术后发热的诊断和治疗均具有不可替代的重要意义。

② 开颅术后可能会出现脑水肿

脑水肿是开颅手术后可能发生的一种情况。手术切除颅神经肿瘤时，周围的静脉回流可能会受到阻碍，导致周围脑组织出现水肿。同时，手术过程中的牵拉和刺激也可能引起脑组织明显的水肿。此外，残留的肿瘤组织可能会分泌一些活性物质，刺激周围组织产生水肿。综合这些因素，术后可能会出现脑水肿的情况。

③ 开颅术后可能会发生皮下积液

在颅神经肿瘤手术后，由于头皮与颅骨之间的愈合不完美，可能形成一些隐匿的空腔。同时，由于术中皮下止血可能不理想，导致皮下出血、渗血或脑脊液外溢，并在这些空腔内积聚，形成了皮下积液。如果积液得不到缓解，可能引起皮下感染，导致体温升高，并且有时可能影响切口的愈合以及术后的放化疗。

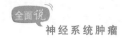

三、开颅手术过程中患者还能跟医生对话，是真的吗？

在进行功能监测的开颅手术中，医生会运用唤醒麻醉技术和电刺激技术来监测手术区的大脑皮质功能。在手术过程中，患者有时会被唤醒，并能够与医生进行对话。这样做是为了在尽量切除肿瘤的同时，保护大脑皮质功能区域，确保神经功能不受损伤。通过实时的功能监测，医生可以评估大脑功能，并根据患者的回应做出相应的调整和决策，以确保手术的安全性和准确性。

四、接受开颅手术
是否会影响今后的正常生活?

1 开颅术后,能否正常工作?

对于年轻患者来说,在功能恢复良好的情况下,可以考虑恢复正常的工作。这对于保持积极健康的心态是有帮助的。然而,在日常的生活和工作中,患者需要注意适度休息,避免过度劳累。术后还需要定期复查,确保康复进展顺利。如果患者出现术后癫痫症状,需按医生处方按时服用抗癫痫药物,不可自行停药。

2 开颅术后,饮食有无注意事项?

术后的颅神经肿瘤患者应避免吃辛辣和刺激性的食物,可以选择清淡、易消化的高热量、高蛋白和富含维生素的饮食。多摄取新鲜蔬菜和水果,可以促进康复,增强

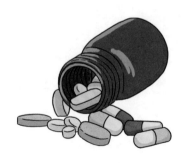

术后出现癫痫症状的患者应遵医嘱按时服用抗
癫痫药物，不可自行停药

免疫力。另外，术后需要避免用力排便，以防过高的颅内
压诱发颅内出血。对于连续3天及以上未排便的患者，可以
考虑使用缓泻剂来帮助排便。

③ 开颅术后，多久可以洗头？

一般情况下，需要等待头部切口完全愈合（大约3周），
才能洗头。在清洗头部时，最好使用温水，避免使用洗发
水等化学产品，并要注意避免用手挠抓切口。

④ 开颅术后，多久可洗澡？

对于开颅手术后的患者，根据个体情况，可以在半个月
到一个月内选择适宜的洗澡方式。如果身体状况良好，患者
可以采用淋浴或盆浴的方式。在洗浴过程中，要注意室温和
水温不要过高，洗浴时间不宜过长。同时，在洗澡期间，家

属应当贴身照顾患者，以避免发生意外。

⑤　开颅术后，能否坐飞机？

对于术后病情稳定、没有频繁癫痫大发作等并发症的患者，通常是可以乘坐飞机的。然而，是否适合乘坐飞机仍需主治医生进行评估，建议咨询主治医生以获取准确的建议。只有主治医生能更好地根据患者的具体情况，包括手术方法、康复情况等，做出能否乘坐飞机的决策。因此，做过开颅手术的患者在计划乘坐飞机之前，一定要先和主治医生进行沟通和咨询。

⑥　开颅术后，能否驾驶机动车或进行高危作业？

开颅手术后，如果颅神经肿瘤患者没有明显的神经损伤，并且没有癫痫发作，基本上是可以开车或从事危险工作的。但是，如果在手术前或手术后出现了癫痫发作，就不可以开车或从事危险工作。即使手术前没有癫痫发作的情况，最好在手术后的一年内暂时避免开车或从事危险工作。因为部分手术后没有癫痫发作的患者可能会在手术后出现癫痫发作，这可能会危及生命。具体情况需要根据患者个人的情况和医生的评估来确定。建议患者咨询主治医生以获得准确的指导。

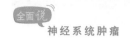

7 开颅手术是否影响生育功能？

开颅手术并不会直接影响患者的生育能力。然而，某些肿瘤可能会对生育造成影响。举例来说，垂体腺瘤手术后可能会影响激素水平，从而影响生育能力。如果患者计划怀孕，建议前往生殖中心进行评估和咨询。此外，接受放射治疗或化学治疗等治疗的患者，在考虑生育之前需要进行全面评估，并在怀孕期间接受更密切的妊娠检查。

8 开颅术后，一般多久颅骨能愈合？

开颅手术后，通常3～4个月骨头就能自然修复并愈合。现代的开颅手术通常会使用钛钉来稳定骨瓣，这种方法非常可靠，只要注意保护好头部，就不需要过度担心。骨头会逐渐恢复强度，以支持正常的日常活动。

9 开颅术后，颅骨缺损的患者日常生活有哪些注意事项？

一些颅神经肿瘤患者，在手术后可能由于脑水肿严重，无法立即将手术区域的颅骨复位，导致颅骨缺损形成。这些患者需要特别注意保护手术区域，采取一些预防措施来确保安全。例如，在睡觉时要避免让颅骨缺损处受到压迫，可以选择合适的睡眠姿势。外出时可以戴帽子，以提供额外的保护。尽量避免剧烈的运动和劳动，以免对手术区域造成额外的压迫。此外，还要尽量避免去人多拥挤的公共场所，以降低意外受伤的风险。这些预防措施有助于保护手术区域，促进康复。

⑩ 开颅术后植入颅内的钛钉或钛片是否影响磁共振检查

术后植入的钛金属钉或钛金属片通常不会对磁共振检查产生显著影响。钛合金由于其出色的力学性能和抗疲劳性能，在核磁共振环境下得到广泛应用。一般来说，患者可以安全地接受核磁共振扫描。然而，为了确保手术的安全性，在术后的随访中，推荐使用低磁场（低于1.5 T）的磁共振设备进行检查。这样可以减少钛金属材料对检查结果的潜在影响。综上所述，即使有钛金属植入物，患者仍

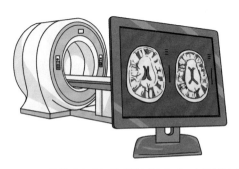

有钛金属植入物的患者进行核磁共振检查时，应选择适当的设备以确保安全

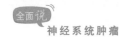

可以进行核磁共振检查，但应选择适当的设备以确保安全。

⑪ 开颅术后，在家发生癫痫应如何处理？

对于癫痫患者来说，长期的治疗和护理非常重要。注意观察癫痫发作的前兆，有助于预测癫痫发作，并进行相应的准备。当患者癫痫发作时，家庭成员应立即采取措施帮助患者平躺，并确保患者的舌头和内侧颊不会被咬伤。如果患者佩戴义齿，应尽快摘掉义齿，并清理口鼻分泌物，以保持气道通畅。同时，患者或者家人还应记录癫痫发作的频率和持续时间，这些信息对医生的诊断和治疗决策非常有帮助。一旦患者癫痫发作，应立即就医并接受专业的治疗。药物治疗需要严格遵循医嘱，绝对不要随意停用、

术后癫痫的预防

不饮酒及含酒精饮料　　不擅自停药、增减药量或服用其他药物

避免观看过亮屏幕　　　不吸烟

术后癫痫患者的长期治疗和护理非常重要

增减剂量或更换抗癫痫药物，这只能在医生的指导下进行。

⑫　开颅术后，偏瘫的患者如何进行锻炼？

手术后的偏瘫患者应该在家里慢慢进行运动，以防肢体出现僵硬和畸形。患者可以进行间歇性的身体按摩、被动运动以及尝试坐起、站立和行走等活动。由于手术后的偏瘫患者已经完全失去了自我照料的能力，他们可能会对自己的情况感到沮丧。因此，家属在帮助患者进行功能训练时，一定要关注他们的心理状态，要让他们始终保持乐观、积极的生活态度，并树立起战胜疾病的信心。

⑬　开颅术后，失语的患者如何进行锻炼？

失语患者需要进行全面的康复训练，重点关注语言的恢复。如果患者的听、说、读、写能力较弱，应该进行全面的口语训练。根据患者的文化程度和兴趣，进行有针对性的培训，从简单到复杂，循序渐进。同时，我们还可以结合心理疗法，采取灵活多样的方式。在当前训练顺利进行的情况下，适当提高训练的难度，并及时给予患者鼓励，增强他们的自信心。在家庭中创造良好的语言环境也很重要，鼓励患者积极参与，并进行更多的练习，这样才能取得更好的效果。

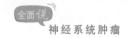

14 开颅术后，眼睑闭合不全应如何处理？

颅神经肿瘤手术后，有些患者可能出现面部神经麻痹和眼睑无法完全闭合等问题。在这种情况下，患者需要进行心理支持、眼部护理和功能训练。对于眼睑闭合不良的患者，形象变化可能会给他们心理上带来很大压力。因此，患者的家人需要给予他们更多的心理支持。同时，患者也要注意保护角膜。轻度病情的患者可以在医生的指导下，通过使用眼药水、眼药膏和眼罩等方法来保护角膜。中度眼睑闭合不全的患者每天需要用生理盐水清洗眼睛，确保角膜的清洁，并按照医生的建议使用眼药物，同时使用凡士林纱布覆盖眼睛，以防角膜溃疡和感染。病情严重的患者可能需要进行眼皮缝合手术。

除了做好防护工作，患者还要进行眼轮匝肌功能的康复训练。这包括眼睛的睁闭训练以及眼窝周围上下眼睑的软组织按摩等。

15 开颅术后，出现精神症状应如何处理？

一些神经肿瘤手术后的患者可能会经历抑郁、兴奋、甚至躁狂等精神症状。这些症状可能是在手术过程中，脑组织与情感相关结构受到损伤所导致的。大多数精神症状都可以得到改善，但有少数情况效果可能不理想。

如果患者出现精神症状，医护人员及家属应该提供心理疏导，避免嘲笑和激怒患者，要耐心倾听他们的诉说，理解并同情他们，以减少他们的心理负担和恐惧感。

对于极度兴奋或躁动的患者，医护人员及家属应采取适当的约束保护措施。约束带应使用全棉材料，与皮肤接触的地方应加一层棉花垫，并确保松紧程度适中。

这些措施可帮助处理开颅手术后出现的精神症状，促进患者的康复。需要提醒的是，患者的家人要和医护人员密切合作，以共同支持患者的恢复过程。

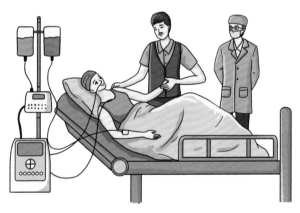

患者的家人要和医护人员密切合作，共同为患者的恢复提供支持

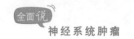

五、神经肿瘤术后，
是否需要吃药和复查？

　　神经肿瘤手术后，医生会建议患者进行药物治疗和定期复查。具体的药物和复查频率可能因人而异，取决于个体差异和手术方式。药物治疗可以包括抗炎药、抗癫痫药、镇痛药或其他特定药物，这些药物的作用是帮助患者减轻症状或预防潜在的并发症。定期复查可能会使用磁共振成像（MRI）或其他相关检查。这些检查可以监测肿瘤的变化、评估手术效果，并及时发现可能的复发或新病变。遵循医生的建议并按时做复查非常重要，这样可以确保康复进展顺利，并尽早发现任何潜在问题。与医生密切合作，共同制订并遵守治疗计划，以提高成功康复的机会。

　　例如，胶质瘤术后可能导致脑组织水肿。脑水肿可能是因为手术后周围回流静脉受损，导致周围脑组织发生水肿。此外，手术过度牵拉也可能引起脑水肿，而残留的胶质瘤细胞分泌一些生物活性物质也可以导致周围组织水肿。脑水肿的主要症状是头痛，同时还可能伴有神经功能缺失。为了缓解脑水肿，医生通常会采用脱水药物进行治疗。常用的药物包括甘露醇、呋塞米、甘油果糖、地塞米松和甲强龙等。这些药物可以通过不同的机制，帮助患者减轻脑组织的水肿症状。

胶质瘤术后丙戊酸钠常用于预防或控制癫痫发作。然而，丙戊酸钠可能引起一系列副作用，包括血小板减少、脱发、嗜睡、乏力、共济失调、肝脏损伤等，有时也可能出现胃肠道反应如恶心、呕吐，以及对妇女月经周期的改变。如果患者出现癫痫症状并且丙戊酸钠的副作用难以耐受，医生可能会考虑换成其他药物，如奥卡西平、奥拉西坦或拉莫三嗪等。这些药物可以作为替代治疗，以控制癫痫发作，最大限度地减少副作用的出现。对于那些手术前后没有癫痫症状的患者，可以逐渐减少丙戊酸钠的剂量，并最终停药。在此过程中，患者家属需要密切监测患者的病情，并遵循医生的建议。停药过程需要逐渐进行，以确保患者的身体适应药物的减量和停用。与医生保持密切沟通非常重要，医生会根据患者的具体情况和需要来制定最佳的治疗方案，包括药物选择、剂量调整和停药计划。

科学的胶质瘤术后管理可以预防或早期发现引发严重问题的并发症，如继发性癫痫、脑水肿和出血性脑卒中。

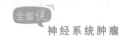
在手术后，患者要积极遵循医生的治疗计划，并使用药物来预防和控制这些并发症，帮助伤口快速恢复。许多患者还需要进行辅助放化疗等治疗，以确保肿瘤细胞被彻底消灭。出院后，患者应该定期进行头部增强磁共振成像检查，以便随时监测肿瘤的情况，避免复发。

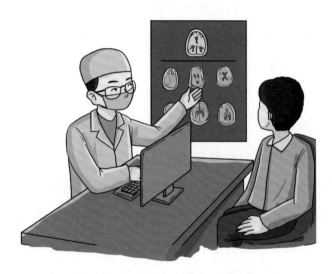

出院后，患者应定期复查头部增强磁共振成像检查，
并到门诊复诊，以监测肿瘤的情况，避免复发

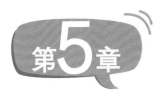

细说神经肿瘤的创新疗法

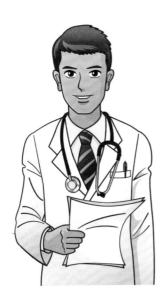

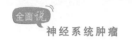

一、临床试验
是不是把患者当小白鼠？

　　临床试验是医学研究中的重要环节，对于战胜癌症而言至关重要。在正式开始临床试验前，科研人员需要进行严格的临床前验证和伦理审查，确保试验的安全性和合理性。在临床试验过程中，第三方机构会监督和评估受试者的健康风险和预期收益，以保护受试者和公众的健康。

　　美国国立综合癌症网络（NCCN）在神经肿瘤的诊疗指南中明确指出，参与临床试验是多种恶性脑胶质瘤的最佳治疗方案之一。目前的临床试验药物由制药公司提供支持，患者参与临床试验不仅能够接受最先进的治疗，从最新的治疗方法中受益，而且无须面临额外的经济负担。

　　所有临床试验都有严格的入选和排除标准，这些标准由科研人员制定，旨在确保试验的科学性和患者的安全。患者是否有资格参与临床试验，需要经过专业科研人员的详细评估。这既确保了试验的科学性和合理性，又保护患者的权益。因此，参与临床试验的患者并不是被视为实验小白鼠，而是经过严格筛选的、符合特定条件和研究目的的患者。临床试验旨在提供更好的治疗选择和推动医学进步，同时也尊重患者的权益和福祉。

温馨提示

临床试验的目的是开发更有效的治疗方法，改善患者的预后和生活质量。参与临床试验需要患者充分了解和知情同意，同时在试验过程中，科研人员会密切监测并确保患者的安全。临床试验的结果将为未来的治疗提供重要的科学依据，进一步推动医学的进步和癌症治疗的发展。

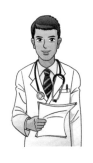

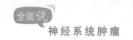

二、神经肿瘤的多学科诊疗（MDT）是什么？

神经肿瘤的多学科诊疗（multi-disciplinary team，MDT）是一种协作性的医疗团队模式，用于诊断和治疗神经肿瘤患者。这个团队由不同专业背景的医疗专家组成，包括神经外科医生、放射治疗师、放射科医生、肿瘤学家、病理学家、护士和其他相关专业人员。

MDT的目标是通过共同讨论和评估患者的病情，结合各个专家的知识和经验，制订出最佳的个体化治疗计划。在MDT会议上，各个专家会分享自己的观点和建议，并共同决策治疗方案，以确保患者接受最适合他们的综合治疗。

MDT的优势在于能够汇集多个领域的专业知识和经验，提供全面综合的医疗服务。通过MDT模式，医疗团队能够更好地协调工作，确保患者得到最佳的治疗结果。此外，MDT还可以改善信息共享和沟通，提高决策的科学性和准确性。

　　总之，神经肿瘤的MDT是一种集合多个专业领域的医疗团队合作模式，旨在为患者提供个体化的、最佳的治疗方案，以提高治疗效果和生活质量。

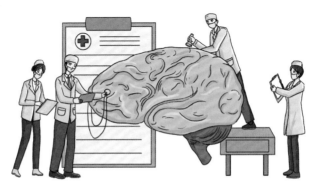

MDT 是一种协作性的医疗团队模式

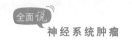

三、电场治疗
是什么？是否有效？

电场治疗（electric field therapy）是一种利用电场干扰肿瘤细胞分裂的治疗方法。它通过施加不断变化方向的电场来影响肿瘤细胞的正常分裂过程，导致肿瘤细胞发生错误，最终导致其死亡。

电场治疗通常通过在患者的头皮上放置电极，施加适当的电场。这种治疗方法主要针对某些特定类型的肿瘤，如脑胶质瘤。这是因为正常脑细胞的分裂速度较慢，相对不受电场的影响，而肿瘤细胞的分裂速度较快，更容易受到电场的干扰。

科学家已经开展了许多研究来评估电场治疗在脑胶质瘤患者中的有效性。一些研究结果，电场治疗可以显著延长脑胶质瘤患者的生存期。目前，中国和美国的药监部门已经批准将电场治疗应用于胶质母细胞瘤复发患者的治疗中。

温馨提示

尽管电场治疗在某些患者中显示出积极的效果，但其有效性仍然需要进一步的研究和临床实践来确认。每个患者的情况都是独特的，医生会根据患者的具体情况来评估并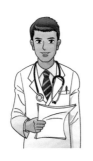选择最合适的治疗方法。在考虑电场治疗时，医疗团队应与患者充分讨论治疗的潜在益处和风险。

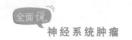

四、神经肿瘤有无靶向药物？
治疗效果如何？

目前，治疗神经肿瘤治疗的靶向药物，已经出现了一些。靶向药物是指能够特异性地针对肿瘤细胞特定的分子靶点进行作用的药物。这些靶向药物可以通过不同的机制抑制肿瘤细胞的生长、分裂或生存。

对于不同类型的神经肿瘤，靶向药物的选择和使用可能会有所不同。例如，在恶性脑胶质瘤（如胶质母细胞瘤）治疗中，一些靶向药物如曲妥珠单抗（Trastuzumab）、贝伐珠单抗（Bevacizumab）可以通过抑制肿瘤血管生成、减少肿瘤血供，控制肿瘤增长。在髓母细胞瘤的治疗中，一些靶向药物如索拉非尼（Sorafenib）也被用于试验性治疗。

然而，靶向药物并非适用于所有患者及神经肿瘤类型，并且其治疗效果可能因个体差异而有所不同。对于某些患者，靶向药物可能带来显著的疗效，能够延长生存期、减缓疾病的进展、改善生活质量。然而，对其他患者而言，靶向药物的疗效可能较为有限。治疗效果与多个因素相关，如肿瘤类型、分子特征、疾病进展程度等。在决定是否使用靶向药物治疗时，医疗团队会综合考虑患者的基因变异、肿瘤特征以及个人身体状况等因素。此外，靶向药物可能会有一些副作用和风险，因此患者需要与医生充分讨论，并权衡治疗的潜在益处和风险。

温馨提示

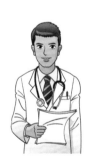

靶向药物是神经肿瘤治疗中重要的治疗选项之一。对于特定类型的神经肿瘤，靶向药物可能带来显著的治疗效果，但结果因患者的个体差异而有所不同，需要根据具体情况进行评估和决策。

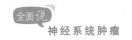

五、神经肿瘤的
免疫治疗效果如何?

    免疫治疗是指利用机体自身的免疫系统来抗击肿瘤细胞。正常情况下,免疫系统可以识别和消灭异常细胞,包括癌细胞。然而,肿瘤细胞具有一些逃逸免疫监测的机制,使免疫系统难以有效对抗它们。免疫治疗旨在改善机体对肿瘤细胞的免疫应答,帮助机体辨认和攻击肿瘤细胞。根据免疫作用方式不同,免疫治疗可分为主动免疫治疗和被动免疫治疗两大类。

    主动免疫治疗主要通过激活患者自身免疫系统来控制和杀伤肿瘤细胞。其中的一种方法是使用免疫检查点抑制剂,如程序死亡因子1(programmed death 1,PD-1)抑制剂。这些药物可以阻断肿瘤细胞和免疫细胞之间的免疫检查点,恢复免疫细胞对肿瘤细胞的杀伤能力。另一种主动免疫治疗方法是使用树突状细胞(dendritic cell,DC)疫苗。树突状细胞是一种重要的抗原呈递细胞,它们可以激活免疫系统并引导机体对肿瘤产生免疫应答。在树突状细胞疫苗治疗中，医生会提取患者的树突状细胞，在体外将其与肿瘤特异性抗原结合，然后再注射回患者体内，以诱导免疫系统对肿瘤细胞产生免疫应答。

被动免疫治疗是将免疫效应细胞、细胞因子或单克隆抗体直接输入机体，以直接介导抗肿瘤反应。嵌合抗原受体T细胞（chimeric antigen receptor T，CAR-T）细胞免疫疗法是一种典型的被动免疫治疗方法。在这种治疗中，患者的T细胞会被提取出来，并在体外进行基因工程改造，使其表达特定的受体（CAR），进而能够更好地识别和攻击肿瘤细胞。将这些CAR-T细胞在体外扩增后，重新注入患者

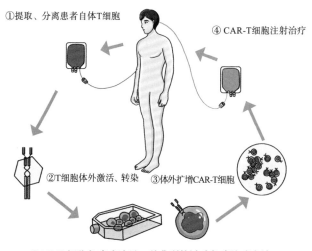

①提取、分离患者自体T细胞

④ CAR-T细胞注射治疗

②T细胞体外激活、转染　③体外扩增CAR-T细胞

CAR-T 细胞免疫疗法是一种典型的被动免疫治疗方法

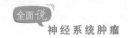

体内，以对抗肿瘤细胞。

目前，神经肿瘤的免疫治疗，仍处于初级阶段。虽然一些神经肿瘤患者已经获得了部分效益，但选择接受免疫治疗的颅神经肿瘤患者和治疗方法都需要进行严格评估。随着免疫治疗方法的不断完善，预计会有越来越多的患者从中获益。

后记

编写这本科普书的初衷是为了给患者及其家属、广大读者提供关于神经肿瘤的基本知识。在撰写的过程中，我们不仅梳理了过去的研究成果，也关注最新的科研进展。

最新的研究结果表明，神经肿瘤治疗领域正迎来巨大的进步。基因组学和分子生物学的发展为我们更好地理解不同类型的神经肿瘤提供了契机，同时为个体化治疗带来新的可能。通过分析肿瘤的基因组和分子特征，医生可以为患者提供更为个体化、更具针对性的治疗方案，减少不必要的药物毒副作用，提高治疗效果。

此外，放射治疗和手术技术的改进为患者提供了更多的选择。精准的定位和靶向治疗技术（如放射外科手术和三维打印辅助手术），能提高手术成功率并减少副作用。

免疫治疗在神经肿瘤领域引发了广泛关注。最新研究表明，免疫治疗或许对某些神经肿瘤类型有效，可以激活免疫系统攻击肿瘤细胞。这一领域研究的持续发展，将会给神经肿瘤的治疗带来更多的突破。

我们希望这本书能帮助大众深入了解神经肿瘤的预防、筛查、诊断、治疗和康复知识；通过阅读本书，神经肿瘤患者可以勇敢面对挑战，寻求科学治疗方式；帮助患者及其家属更好地应对神经肿瘤。同时，我们也提醒大家，科学研究和医学进步将为患者带来更多希望。我们相信神经肿瘤的治疗将变得更加个体化、精准和有效，鼓励大家积极参与神经肿瘤的研究，关注医学进展，与医生合作，为自身或家人的健康而努力。

最后，我们要衷心感谢所有参与本书编写的医疗专家、科研人员和支持者，以及广大读者对本书的关注。希望这本科普书能够为大家提供有用的信息，促进大众对神经肿瘤的理解，并为患者的康复提供帮助。我们共同期待着一个没有神经肿瘤的未来，愿每一位患者都能战胜疾病，重获健康。

江涛

中国工程院院士
首都医科大学附属北京天坛医院
神经外科学中心主任
北京市神经外科研究所所长

相关图书推荐

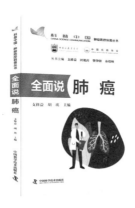

　　本书为"科普中国·肿瘤防控科普丛书"之一，是一部有关肺癌治疗新进展的科普读物，由胸外科、肿瘤内科、放疗科、影像科、病理科、中医科、心理学、康复医学等领域专家联合编写。书中所述涵盖了肺癌的预防、筛查、诊断、治疗、康复五大方面，可帮助读者全面了解肺癌这一发病率及致死率均位居我国恶性肿瘤第一位的癌症，同时对肺结节相关知识及肺癌治疗中如何选择中西医治疗等令许多人困惑的问题也做了详细介绍。

　　本书内容详细、阐释简明，知识性与趣味性兼备，既可为普通读者提供丰富的肺癌相关科普知识，又可作为社区或基层医务工作者的肺癌诊疗参考资料。

相 关 图 书 推 荐

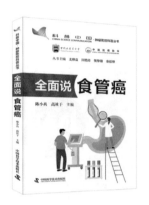

《全面说食管癌》以提高大众健康素养，克服患者恐癌心理，全面普及食管癌防治知识，实现普通大众从"无知有畏"到"有知无畏"的转变为初心，汇聚了国内多家医院的编写团队，凝聚了各位专家学者多年的心血和智慧。

全书共分为5章：第1章介绍了食管癌的基本知识，第2章介绍了食管癌的早筛手段，第3章讲解了食管癌的诊断方法和标准，第4章阐述了食管癌的不同治疗手段，第5章讲述了食管癌康复的内容。

该书通过生动的案例、精美的插图、简洁易懂的文字，向广大读者传递科学、实用、全面的食管癌知识。